Sakina K. Sievers | Nirgun W. Loh

Gesundheit in die Hand nehmen

Die Sieben Stufen des Heilens

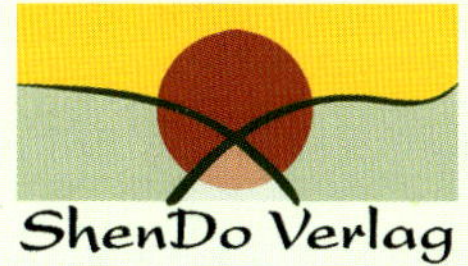

Die Deutsche Nationalbibliothek verzeichnet diese Publikation in der Deutschen Nationalbibliografie; detaillierte bibliografische Daten sind im Internet über www.dnb.de abrufbar.

Gedruckt auf säurefreiem, alterungsbeständigem Papier (chlorfrei gebleicht)

Zweite Auflage

www.shendo-verlag.de

Bildquellen
Umschlagbebilderung: Waldpanorama: Smileus – © fotolia.com
Bambuszweig: twixx; Burger: Jacek Chabraszewski; Frangipani: Open Mind Pictures; Apfel und Burger: wgajda@fotografo.pe; Kürbisse: R.-Andreas Klein; Kürbissuppe: Frank von Wieding; Junkfood: # 26602981; Meditierende: # 105578; TaiChi-Praxis: Simonkr; Wolken: Valentyn Volkov; Eiche: Dmytro Kosmenko; Baum im See: psdesign1; Lotossee: subinpumsom; Frau auf Wiese: raven – © fotolia.com

Mädchen mit Regenschirm: Yuganov Konstantin; Tanzende Frau: Evgeny Atamanenko; Klinik: Have a nice day; Arzt: 18percentgrey; Apotheke: i_viewfinder; Akupunktur: vkph; Akupunkturmodell: Birgit Reitz-Hofmann; Pulsdiagnose: Fabian; Massage: Khorzhevska; Yoga-Praxis: Glebstock; Mädchen in Yogaposition: yuliyatrukhan; Offene Arme: Sunny Studio; Mohnfeld: Romolo Tavani – © stock.adobe.com

Gesichtsakupressur – © shendo-verlag.de; Nahrungsmittel – © Johannes Cawelius

Lektorat: Michael Thomae
Umschlag: Carola Klinke
Layout und Satz: Carola Klinke

Printed in Germany
Druck und Bindung: Westermann Druck Zwickau GmbH

ISBN 978-3-943986-24-2

Inhalt

Vorbeugen und Heilen

Krankheiten zu behandeln, nachdem sie bereits ausgebrochen sind, ist so, als würde man erst dann einen Brunnen graben, wenn man schon durstig ist.

Huang Di, Die Medizin des Gelben Kaisers

Im alten China bestand die Hauptaufgabe der Medizin darin, Krankheiten zu verhindern. Der Fokus eines Arztes war darauf ausgerichtet, die Menschen, die sich ihm anvertrauten, gesund zu erhalten. Dazu gab er ihnen Möglichkeiten an die Hand, selbst etwas für ihre Gesundheit zu tun: Hinweise zu ihrer Ernährung, Kräuterteerezepte, Anleitungen für Körperübungen und Meditation. Wenn das alles und auch seine Behandlungen nicht wirkten, legte man ihm das persönlich zur Last. Erkrankte einer seiner Patienten, bekam der Arzt von ihm keine Vergütung oder er wurde gar aus dem Dorf gejagt. Er hatte also ein berechtigtes Interesse daran, dass seine Patienten gesund blieben.

Unser Gesundheitssystem funktioniert genau umgekehrt: Ein Arzt wird erst dann bezahlt, wenn der Mensch krank geworden ist und seine Praxis aufsucht. Die hierzulande üblichen »Präventionsmaßnahmen« haben oft nichts mit wirklicher Vorbeugung zu tun, denn sie halten den Körper nicht gesund. Es sind meist diagnostische Verfahren, über die lediglich einzelne Krankheiten ausgeschlossen oder aber festgestellt werden können, wie zum Beispiel Brust- oder Darmkrebs.

Energetische Ungleichgewichte erkennen

Nach der taoistisch-chinesischen Auffassung bedeutet Vorsorge, energetische Ungleichgewichte zu erkennen, bevor sie Symptome verursachen, und die krankmachenden Gewohnheiten auszumachen, die diese Dysbalancen hervorrufen oder verstärken. Wer gesund bleiben möchte, kann sich dafür entscheiden, diese Angewohnheiten zu vermeiden oder zumindest einzuschränken. Der nächste Schritt besteht darin, bewusst Dinge zu tun, die das körperliche und seelische Wohlbefinden verbessern oder Beschwerden lindern. Durch diese Vorsorge können pathogene Prozesse oft vor ihrer körperlichen Manifestierung abgewendet werden.

Genau darin besteht das Prinzip der Traditionellen Chinesischen Medizin (TCM). Sie ist eine wahrhaft ganzheitliche Heilkunde, denn sie erstreckt sich über alle Aspekte des täglichen Lebens. Die TCM umfasst neben Ernährung, Atem- und Bewegungsübungen auch Meditation und Gebet. Sie lehrt uns eine Lebensweise, in der sowohl Entbehrungen als auch Ausschweifungen vermieden werden. Dieser Weg der Ausgewogenheit wird *Tao* genannt. *Tao* bedeutet »der Weg« oder auch »der rechte Weg«.

Die Sieben Stufen des Heilens

Die chinesische Gesundheitsvorsorge und Therapie ruht auf verschiedenen Säulen, die hier in dem Modell der »Sieben Stufen des Heilens« vorgestellt werden. Die Bedeutung der Heilungsebenen nimmt von unten nach oben zu. Das, was hierzulande die meisten Menschen machen, wenn sie krank werden, nämlich zum Arzt zu gehen und sich von ihm ein Medikament verschreiben zu lassen, steht auf der untersten Stufe. Auch die Akupunktur, die im Westen bekannteste chinesische Behandlungsmethode, hat in China längst nicht so einen hohen Stellenwert wie die Methoden, die man ohne einen Arzt oder Heilkundigen selbst durchführen kann, etwa die Ernährung oder Atem- und Bewegungsübungen. Die oberste Stufe des Heilens ist Meditation – das Bewusstsein hat eine übergeordnete Bedeutung.

Dieses Modell macht deutlich, dass wir jederzeit die Möglichkeit haben, selbst wieder die Verantwortung zu übernehmen, um unsere körperliche und seelische Gesundheit positiv zu beeinflussen. Im Vergleich zur westlichen Medizin ist das natürlich mit größerer Anstrengung verbunden, und die Symptome verschwinden langsamer, aber die Heilung ist nachhaltiger. Auch wenn bei schwerwiegenden Erkrankungen die Einnahme von Medikamenten unumgänglich wird, können wir, wenn wir eine aktive Rolle in unserem Heilungsprozess übernehmen, zusätzlich unser allgemeines Befinden verbessern und stabilisieren und in vielen Fällen positiv auf den Krankheitsverlauf einwirken.

Vergleicht man den Gesundheitszustand der westlichen Zivilisation, der ein ausgefeiltes und extrem kostspieliges medizinisches System zur Verfügung steht, mit dem von einfachen Bauern in China, wird man schnell feststellen, dass die Menschen dort trotz ihrer Armut wesentlich gesünder sind. Viele unserer modernen Erkrankungen sind in China völlig unbekannt.

Die große Zeit der *reinen* Schulmedizin scheint vorbei zu sein. Die Zahl der chronisch Kranken nimmt in unserer modernen Gesellschaft in rasantem Maße zu. Das kann unser Gesundheitswesen auf Dauer nicht finanzieren. Wäre unser medizinisches System darauf ausgerichtet, die Menschen gesund zu erhalten, wären sie nicht nur vitaler, sondern auch glücklicher.

Der Aufwand, der betrieben werden muss, um Krankheiten zu heilen, ist wesentlich größer, als sie zu verhindern. Es sieht so aus, als sei es an der Zeit, sich wieder auf traditionelle Werte zu besinnen. Warum also nicht den Blick auf überlieferte Erkenntnisse richten, wie sie in dem Modell der »Sieben Stufen des Heilens« angelegt sind, und uns zurückerinnern an das Einfache, an das, was in unseren eigenen Händen liegt. Mehr als die Hälfte der sieben Stufen beruht auf der Eigenintiative des Menschen. Erst dann muss er auf therapeutische Hilfe von außen zugreifen.

Wahre Vorbeugung

Wieviel besser wäre es, wenn mehr Geld für eine wahre Vorbeugung ausgegeben würde, für eine staatlich geförderte, flächendeckende prophylaktische Selbsthilfe und wirkungsvolle gesundheitsfördernde Maßnahmen. Dazu gehören eine vernünftige Ernährung in Schulen, Kindergärten, Altenheimen und Krankenhäusern und mehr Bewegung und Sport, nicht nur in Lehreinrichtungen, sondern auch in Betrieben und Ämtern. Weiterhin förderlich wären überall zugängliche Kurse für Kochen und Lebensmittelkunde, für Stressabbau, Körperbewusstsein und Entspannung, sowohl für Schulkinder als auch für Erwachsene, »Gesundheitsurlaube« statt »Krankfeiern« und Spieltage im grauen Schulalltag. Gesundheit bedeutet viel mehr als die Abwesenheit von Krankheit, Erschöpfung oder Schmerz. Sie spiegelt sich in der gesamten Lebensweise wider und zeigt sich in Lebendigkeit, Kraft, Beweglichkeit und einem guten Gefühl.

Warum werden wir krank?

Krankheiten überfallen den Menschen nicht wie ein Blitz aus heiterem Himmel, sondern sind die Folgen fortgesetzter Fehler wider die Natur.

Hippokrates

Die Traditionelle Chinesische Medizin ist eine ganzheitliche Heilkunde. Alles, was sich in Körper, Geist und Seele abspielt, wird hier in einen sinnvollen Kontext eingeordnet und es wird aufgezeigt, wie dieses Gefüge aus dem Gleichgewicht gerät und infolgedessen Krankheiten entstehen. Dabei werden äußere und innere Krankheitsursachen unterschieden und psychologische Zusammenhänge von Symptomen und Leiden erklärt.

Bevor wir uns die Krankheitsursachen anschauen, müssen wir uns mit der Lebensenergie Qi beschäftigen, denn sie steht im Mittelpunkt der chinesischen Heilkunde.

Die Lebensenergie Qi

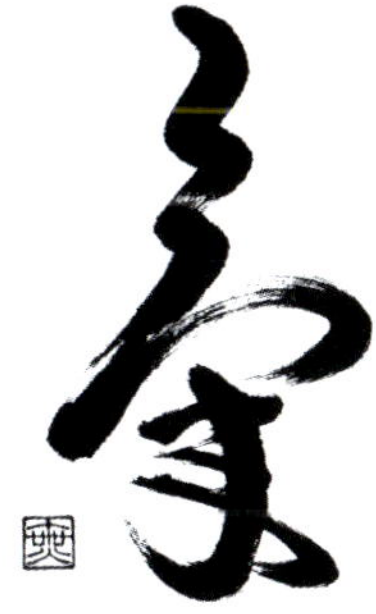

Die Lebensenergie Qi* ist der wesentliche Bestandteil des Menschen. Sie ist die Kraft, die uns belebt, bewegt, motiviert, wärmt und schützt. Wenn die Energie frei und harmonisch fließt, werden alle Organe und der ganze Körper unterstützt und genährt. Wir sind gesund und fühlen uns wohl. Die chinesische Medizin hat intensiv erforscht, welche Lebensweise diese Kraft bewahrt und fördert.

Unsere Umgebung und all das, was wir fühlen, denken und tun, wirkt sich auf unsere Lebensenergie aus. Der Qifluss kann ins Stocken geraten durch mangelnde Bewegung, unzureichende, minderwertige Nahrung oder extreme Wetterbedingungen. Vor allem aber wird der

* In Japan kennt man sie unter unter dem Namen »Ki«, in Indien nennt man sie »Prana«, in der Bibel ist die Rede vom »Odem«, den Gott dem Menschen eingehaucht hat.

Lebensstrom durch heftige, langanhaltende Emotionen und eine Überforderung der zur Verfügung stehenden Kräfte blockiert, oder durch ein Nicht-Einverstandensein mit den Umständen des Lebens und eine ablehnende Haltung gegenüber Veränderungen. Daraus können sowohl körperliche als auch seelische Symptome entstehen. Alle Symptome deuten im fernöstlichen Verständnis auf einen Mangel oder eine Störung im Fluss der Lebensenergie hin.

Wenn wir uns jedoch des Lebens erfreuen und bereit sind zu wachsen, wenn wir uns offen und mit einer Prise Humor auf den Lebensstrom einlassen, mit der Gabe, das Leben mit all seinen Hindernissen so anzunehmen wie es ist, fördern wir den harmonischen Fluss der Energie. Zusätzlich wird der Qifluss durch angemessene Körperbewegung, Massage und Akupunktur angeregt. Aufgebaut und gestärkt wird die Energie durch Ernährung und Atmung. Je kraftvoller das Qi ist und je besser es zirkuliert, desto vitaler und widerstandsfähiger sind wir.

Die Quellen der Energie

Wir werden geboren mit einer Grundausstattung an Lebensenergie. Ihre Menge hängt im Wesentlichen von der körperlichen und geistigen Verfassung unserer Eltern zum Zeitpunkt unserer Zeugung ab. Es ist ihr kostbares Lebensgeschenk, das sie uns in die Wiege gelegt haben. Diese sogenannte »vorgeburtliche Energie« kann nicht erneuert werden, wir verbrauchen sie im Laufe unseres Lebens. Wenn sie eines Tages erschöpft ist, wird es Zeit für uns, unsere körperliche Hülle hinter uns zu lassen. Die angeborene Essenz bestimmt maßgeblich die Stärke und Kraft unserer Konstitution. Daher sollten wir dieses Erbe sorgsam verwalten und nicht leichtfertig verschwenden.

Die vorgeburtliche Energie wird durch unsere Lebensweise bewahrt, oder aber erschöpft und vorzeitig aufgebraucht. Um sie zu behüten und zu kultivieren werden in China überall Gesundheitsübungen praktiziert. Vor allem aber können wir durch unsere Lebensführung Energie hinzugewinnen. Die vorgeburtliche wird durch die »nachgeburtliche Energie« ergänzt, die wir durch unsere Atmung und eine Qi-reiche Nahrung erzeugen. Je mehr wir davon produzieren, desto weniger müssen wir uns an unserem Erbe bedienen. Bei einem exzessiven Lebenswandel mit viel Stress, schlechter Ernährung, wenig frischer Luft und mangelnder Bewegung muss unser Körper jedoch hauptsächlich auf die vorgeburtlichen Reserven zurückgreifen, da kaum nachgeburtliche Energie erzeugt wird.

Äußere Krankheitsursachen

Krankheiten sind kein Zufall. Unsere Gesundheit wird stark von unseren Gedanken und Gefühlen beeinflusst, aber auch von der Umwelt und den klimatischen Bedingungen. Mit den äußeren Ursachen sind in der chinesischen Medizin nicht etwa herumfliegende Krankheitserreger gemeint, sondern die Witterungseinflüsse: Sind wir intensiver Kälte, starkem Wind oder Regen, anhaltender Hitze oder Trockenheit ausgesetzt, kann das unseren Organismus schwächen. Das hatte schon Hippokrates erkannt: »Wer die Heilkunde erforschen will, sollte so vorgehen: Als erstes ziehe er die Jahreszeiten in Betracht und welche Wirkung eine jede von ihnen hat.« Das Auftreten von Keimen wird also nicht als Ursache der Erkrankung angesehen, sondern als Folge einer geschwächten Widerstandskraft. Dann haben Bakterien, Viren oder Pilze ein leichtes Spiel und können in den Körper eindringen.

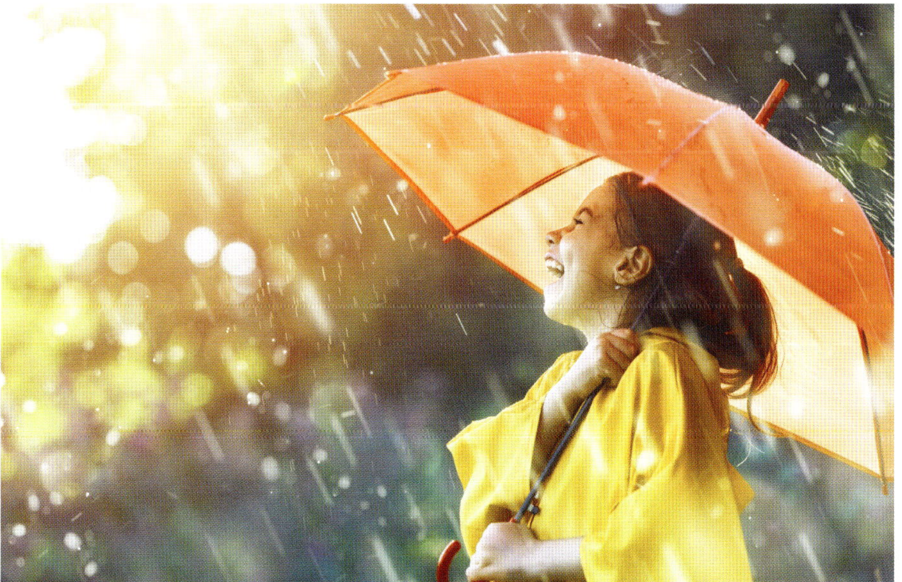

Im alten China erkannte man, dass die äußeren Einflüsse den Menschen nicht krank machen, wenn seine Resistenz stark genug ist. So wurde ein Schwerpunkt der Medizin darauf ausgerichtet, die Abwehrenergie zu unterstützen. Die Krankheitskeime werden meist nicht direkt bekämpft, so wie hierzulande mit Medikamenten. Stattdessen werden Bedingungen geschaffen, in denen sie sich nicht festsetzen und vermehren können.

Doch auch in der Schulmedizin werden bakterielle Erkrankungen nicht mehr automatisch mit Antibiotika behandelt, so wie es in den Sechziger- und Siebzigerjahren des 20. Jahrhunderts üblich war. Selbst wenn ihr Einsatz in vielen Fällen empfehlenswert oder sogar lebensrettend sein kann, ist ihr Ruf als Allheilmittel gegen Infektionen inzwischen beschädigt, denn man erkennt mittlerweile die Risiken, die damit verbunden sind: Durch den unkritischen Einsatz dieser Arzneien sind resistente Keime entstanden, die nicht nur in Krankenhäusern zu einer großen Gefahr geworden sind.

WITTERUNGSEINFLÜSSE

AUSWIRKUNGEN DES WETTERS AUF DEN KÖRPER

- Wind oder Sturm können Nackensteifigkeit, Kopfschmerzen und Reizbarkeit verursachen (Leber-Gallenblasen-Symptomatik)
- Anhaltender Regen und die damit einhergehende Feuchtigkeit kann ein Gefühl von Schwere und Trägheit oder auch Pilzerkrankungen auslösen (Milz-Symptomatik)
- Kälte kann zu Rückenschmerzen und Antriebslosigkeit führen (Blasen-Nieren-Symptomatik)
- Große Hitze belastet den Kreislauf (Herz-Symptomatik)
- Ständige Trockenheit, wie die Heizungsluft im Winter, kann einen trockenen Husten oder auch trockene Haut verursachen (Lungen-Symptomatik)

Innere Krankheitsursachen

Als innere Ursachen von Krankheiten werden in der chinesischen Medizin unsere Emotionen angesehen. In China hat man schon vor langer Zeit den direkten Zusammenhang zwischen dem Gefühlsleben eines Menschen und seinem körperlichen Befinden entdeckt. Emotionen gehören zu unserem Leben. Gefühlsregungen sind eine natürliche Reaktion des Menschen auf äußere Reize. »E-motionen« (lat. *motio* = Bewegung, Erregung) haben mit dem zu tun, was uns bewegt oder aufgewühlt. Ihre freie Entfaltung ist eine Voraussetzung für den harmonischen Fluss der Lebensenergie.

Gerät die emotionale Bewegung jedoch ins Stocken, wird auch der Energiefluss im Körper behindert, denn er reagiert sensibel auf unseren Gemütszustand. Heftige Emotionen verbrauchen viel Energie. Wenn sie uns völlig in ihren Bann ziehen und unser Denken und Handeln bestim-

WIRKUNGEN VON EMOTIONEN AUF DEN KÖRPER

- Wut und Frustration, die auftreten, wenn wir unser Potenzial nicht verwirklichen und stattdessen Dinge tun, die uns nicht erfüllen, wirken sich auf die Leber aus. Dann »läuft uns eine Laus über die Leber«.
- Entscheidungsschwäche, die Unfähigkeit sich durchzusetzen und Ärger haben mit der Gallenblase zu tun. »Mir kommt die Galle hoch.«
- Angst und traumatische Erlebnisse beeinträchtigen die Funktion von Niere und Blase. »Das geht mir an die Nieren.« Dann »machen wir uns vor Angst in die Hosen« oder die Angst »fährt uns durch Mark und Bein« (die Niere regiert über die Knochen).
- Übermäßige Sorgen um andere und ständige Selbstbespiegelung haben mit den Verdauungsorganen Magen und Milz zu tun. Das »schlägt mir auf den Magen« und »das kann ich nicht verdauen«.
- Langanhaltender Kummer, der die Zuversicht raubt, wird mit der Lunge assoziiert. Traurigkeit über einen Verlust wird im Brustkorb gespeichert: »Ich fühle mich so be*drückt*, dass mir die Luft wegbleibt.«
- Unversöhnlichkeit und Einsamkeit wirken sich auf das Herz aus. Dann haben wir ein »gebrochenes Herz«. Oft nehmen wir uns seelische Verletzungen »sehr zu Herzen«.

men, werden sie zu einem Gefängnis. Dann manifestieren sie sich im Körper und können starke Ungleichgewichte und Krankheiten hervorrufen.

Die verschiedenen Emotionen sind unmittelbar mit ganz bestimmten Körperteilen und Organen verbunden. Die Organe werden im chinesischen Verständnis in einer völlig anderen Weise gesehen als hierzulande üblich. Während sie von der Schulmedizin in Lage und Funktion präzise bis ins Detail beschrieben sind, betrachtet man dort das breite Spektrum ihrer Funktionen und wie sie sich auf den verschiedenen Ebenen des Körper-Geistes bemerkbar machen. Auf den Seiten 16–19 findest du eine Zusammenstellung ihrer Aufgaben und Qualitäten.

Langanhaltende, überwältigende oder auch unterdrückte Gefühle manifestieren sich im Körper und können das mit ihnen verbundene Organ schwächen. Die Übersicht auf Seite 11 zeigt den Bezug zwischen Emotionen und Organen aus Sicht der chinesischen Medizin. Aber auch in der westlichen Tradition ist die Verbindung von körperlichen Beschwerden, Emotionen und geistigen Zuständen bekannt. Das deuten die in Anführungszeichen gesetzten Redewendungen an.

Auch wenn uns unsere Emotionen manchmal lästig sind, wir sie vielleicht als störend oder lähmend empfinden oder sie von der Gesellschaft nicht anerkannt sind, wie Wut oder Zorn, ist es ganz sicher nicht der richtige Weg, sie zu unterdrücken oder totzuschweigen. Im Gegenteil, das Verleugnen von bestimmten Gefühlen bringt unendliches Leid. Je mehr wir sie verstecken wie »Leichen im Keller«, desto mehr drängen sie in anderer Form an die Oberfläche. Jede Verdrängung eines Gefühls nistet sich in Form von Verspannungen im Körper ein. Die Muskeln verhärten sich, um »den Deckel drauf« zu halten.

Gefühle erlauben

Um unerwünschte Emotionen zu überwinden, müssen wir sie – auch wenn das paradox klingt – zunächst einmal fühlen. Kleine Kinder sind in der Lage, ihre Gefühle frei auszudrücken, ohne an ihnen festzuhalten. In einem Moment streiten sie sich vehement um die Schaufel im Sandkasten und bald danach ist der Rauch schon wieder verzogen und sie können wieder friedlich miteinander spielen. Hier werden Emotionen nicht aufgestaut und sie halten nicht lange an. Doch mit dem Älterwerden und

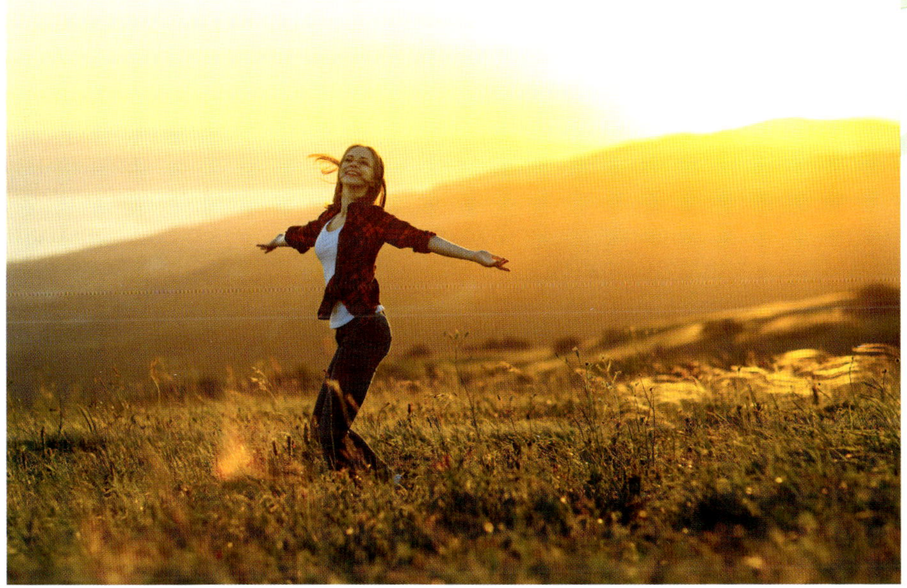

dem antrainierten Verhaltenskodex geht häufig der spontane Ausdruck der Gefühle verloren. Wenn wir jedoch den Mut finden, sie auftauchen und da sein zu lassen, finden wir auch eine Möglichkeit, sie adäquat auszudrücken. Das ist ein wichtiger Schritt zum »Heil-Werden«.

Es gilt immer wieder ein Gleichgewicht zu finden und auf der einen Seite unsere Emotionen wahrzunehmen, anzuerkennen und auszuleben. Auf der anderen Seite ist es wichtig uns zurückzubesinnen auf den Teil in uns, der von den Gefühlswellen unberührt ist. Wenn wir unsere innere Ruhe kultivieren und lernen, in Frieden mit uns selbst und anderen zu sein, können wir negative Stimmungen loslassen und zu emotionaler Ausgeglichenheit finden.

Auch hierzulande ist der Zusammenhang zwischen Körper und Psyche bekannt und schon seit Langem gibt es eine eigene medizinische Fachrichtung hierfür. Doch obwohl wissenschaftliche Studien dies inzwischen belegen und festgestellt wurde, dass ein großer Teil der körperlichen Beschwerden keinen organischen Ursprung haben, führt die »Psychosomatik« (altgr. *psyché* = Seele und *soma* = Körper) immer noch ein Schattendasein. Die Ärzte werden nicht dafür bezahlt, ein längeres Gespräch mit ihren Patienten zu führen, um herauszufinden, was ihnen wirklich fehlt und was sie brauchen. Die Krankenkassen finanzieren lieber kostspielige diagnostische und hochtechnisierte therapeutische Verfahren als ein einfaches, mitfühlendes Zuhören!

Moderne Krankheitsursachen

In unserer heutigen Zeit kommen entscheidende Krankheitsursachen hinzu, die man im alten China noch nicht kannte: die naturentfremdete, bewegungsarme Lebensweise, die ständige Präsenz von synthetischen Materialien in Räumen und in der Kleidung, die durch chemische Düngemittel und Unkrautvernichter belasteten Lebensmittel, die Luftverschmutzung durch Feinstaub, Elektrosmog und vieles mehr. Zu nennen sind in diesem Zusammenhang zudem unsere steigende Stressbelastung, das Gefühl, tagtäglich in einem Hamsterrad zu laufen, und die Schwierigkeit sich zu entspannen und innere Ruhe zu finden, die auch durch die ständige Erreichbarkeit über Smartphones gefördert wird. Psychische Erkrankungen aufgrund von Belastungen am Arbeitsplatz nehmen immer mehr zu. Burnout und Depressionen sind heute fast ebenso verbreitet wie Grippe und Erkältung.

Hauptursachen für die Entstehung von Krankheiten sind jedoch die schlechte Qualität unserer Nahrung und unsere Ernährungsfehler. Viele wissenschaftliche Untersuchungen belegen, dass eine falsche Ernährung nicht nur unzählige chronische Krankheiten verursacht, sondern auch immer häufiger einen vorzeitigen Tod.

Zivilisationskrankheiten

Wenn man sieht, was die meisten Menschen im Supermarkt in ihrem Einkaufswagen zur Kasse bringen, ist es nicht verwunderlich, dass die Deutschen immer dicker werden und »Zivilisationskrankheiten« wie Diabetes, Übergewicht oder Bluthochdruck in dramatischer Weise zunehmen. Inzwischen muss selbst die Bundesregierung eingestehen, dass eine falsche Ernährung die häufigste Krankheitsursache ist und es nicht nur Aufklärung über eine gesündere Ernährung braucht, sondern auch umfangreiche gesetzliche Maßnahmen, um die gefährlichen Machenschaften der

Lebensmittelindustrie zu unterbinden. Viele Nahrungsmittel, die der Konsument täglich im Supermarkt kauft, gaukeln Qualität nur vor.

Die neue Esskultur sieht bei vielen Menschen so aus: ein Pizzastück in der einen Hand und ein Smartphone in der anderen. Wenn wir durch »Multitasking« Zeit sparen wollen, bleibt nicht nur der Genuss auf der Strecke. Viele Beschwerden und Unpässlichkeiten treten auf, an die wir uns vielleicht schon gewöhnt haben. Müdigkeit nach den Mahlzeiten, Blähungen, Völlegefühl, Infektanfälligkeit, Allergien, Hautprobleme, übelriechende Ausscheidungen, Durchfall, Verstopfung, Pilzerkrankungen, eine verstopfte Nase und vieles mehr betrachten wir oft als normal, weil sie alltäglich geworden sind. Wir nehmen sie mehr oder weniger hin und vergessen dabei, dass wir etwas tun können, um diese Beschwerden zu lindern oder zu heilen, denn sie haben wesentlich mit unserer Ernährung zu tun.

Unser Weg zum Gesundwerden bedeutet häufig, Angewohnheiten und Verhaltensmuster zu durchbrechen und Wege zu verlassen, die unserem Leben nicht dienlich sind. Auf diese Weise werden wir von unserer Krankheit nicht mehr beherrscht, sondern übernehmen selbst wieder das Kommando in unserem Heilungsprozess. Manchmal brauchen wir dafür Hilfe von außen, einen guten Arzt oder Therapeuten, der uns den nötigen Anstoß gibt und uns dabei hilft, uns nicht mehr selbst zu sabotieren.

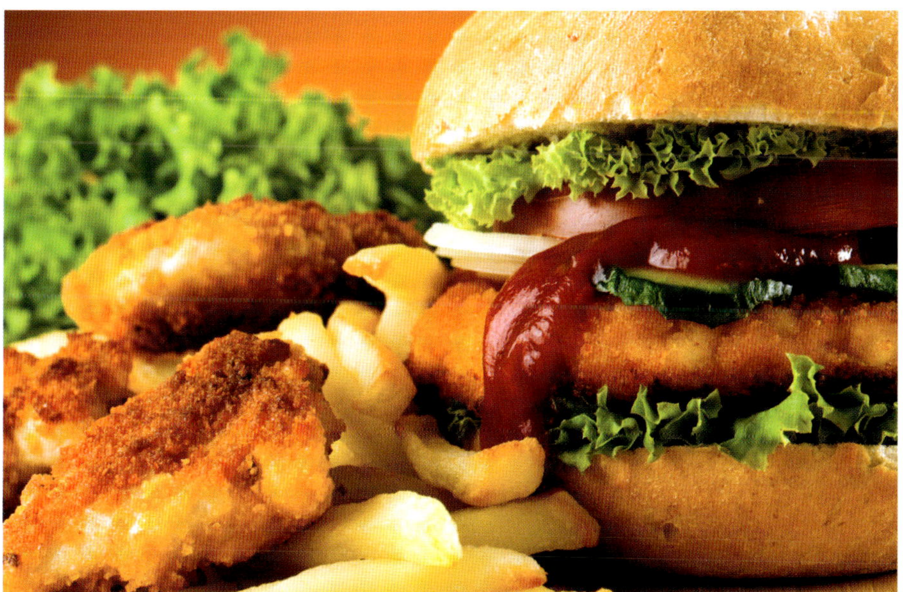

Die Bedeutung der Organe aus Sicht der chinesischen Medizin

Unsere Organe sind aus chinesischer Sicht nicht nur funktionelle Körperteile, die bestimmte Aufgaben erfüllen, sondern sie beherbergen auch verschiedene geistig-seelische und spirituelle Kräfte des Menschen, die sich in unserem Verhalten, Denken und Fühlen widerspiegeln. Mit diesem Verständnis haben wir einen wertvollen Schlüssel in der Hand, der erkennen hilft, wo unsere Lebensenergie nicht frei fließt und welche Themen wir möglicherweise aus unserem Leben ausgeschlossen haben.

Leber (Holzelement): Vision und Kreativität

Die Leber ist der Architekt unseres Lebens. Durch eine gesunde Leberenergie sind wir in der Lage, Ideen zu entwickeln, Pläne zu schmieden und unser Potenzial zu entfalten. Sie gibt uns zusammen mit der Gallenblase, dem Baumeister, den Mut, der inneren Vision zu folgen, und die Kraft, Lösungen zu finden. Die Leber sorgt für einen freien und harmonischen Fluss der Energie und der Gefühle. Fließt die Lebensenergie ungehindert, fühlen wir uns pudelwohl. Auch auf der körperlichen Ebene hat die Leber eine große Bedeutung: Sie speichert das Blut und gibt es bei Bedarf ab. Sie regiert über Muskeln und Sehnen und lenkt darüber die körperliche Aktivität und Bewegung, sie energetisiert das Becken und die Sexualorgane und öffnet sich in die Augen.

Gallenblase (Holz): Entscheidung und Durchsetzungskraft

Durch die Kraft der Gallenblase sind wir in der Lage, klare, rasche und effiziente Entscheidungen zu treffen. Sie lässt uns die Initiative ergreifen, entschlossen handeln und uns auch durchsetzen, und fördert die Bereitschaft und den Mut, uns dem Leben und seinen Herausforderungen zu stellen. Auf der korperlichen Ebene speichert sie die Gallenflüssigkeit und sondert sie zur Fettverdauung ab, unterstützt die Flexibilität und Spannkraft von Muskeln, Bändern und Sehnen und regiert über die großen Gelenke von Schultern und Hüfte.

Herz (Feuerelement): Geistesfrieden und Liebe

Das Herz ist der Herrscher über das ganze Körperreich. Es unterstützt durch seine Pumpfunktion alle Organe und vereinigt sie zu einem sinnvollen Ganzen. Als Zentrum des Bewusstseins hat das Herz vor allem geistige und seelische Aufgaben. Es schenkt uns ein waches Auffassungsvermögen, eine achtsame Wahrnehmung und ein gutes Gedächtnis. Durch eine ausgeglichene Herzenergie erfahren wir innere Ruhe und ein emotionales Gleichgewicht. Wir entwickeln zudem die Fähigkeit, mitzufühlen und zu lieben. Die Kraft des Herzens zeigt sich in strahlenden, wachen Augen, die innere Klarheit und Freude am Leben vermitteln.

Perikard (Feuerelement): Lebensfreude und Intimität

Um unbeeinträchtigt zu funktionieren, muss das empfindsame Herz vor Angriffen, Verletzungen und seelischen Traumata beschützt werden. Dafür ist das Perikard zuständig, der »Beschützer des Herzens«. Wie ein Puffer hält er schädliche Einflüsse und Kummer vom Herzen fern. Der Beschützer des Herzens verhindert, dass wir uns alles »zu sehr zu Herzen nehmen«. Ist das Perikard stark, sind wir glücklich und verbreiten Freude, Heiterkeit und Sonnenschein.

Dünndarm (Feuerelement): Unterscheiden und Einteilen

Der Dünndarm entzieht den festen und flüssigen Speisen die wertvollen Bestandteile und leitet das Überflüssige zur Ausscheidung an Dickdarm und Blase weiter. Dieser Auswertungs- und Trennungsprozess geschieht nicht nur auf körperlicher, sondern auch auf geistiger und emotionaler Ebene, wo Unwichtiges und »Unwahres« ausgefiltert werden. Wichtige Informationen, Eindrücke und Erkenntnisse werden assimiliert. Diese Fähigkeit, das Reine herauszufiltern, trägt zu geistiger Klarheit bei.

Dreifacher Erwärmer (Feuerelement): Ausgleich und Wärme

Der Dreifache Erwärmer verkörpert ein Energiesystem, das wir in der westlichen Medizin in dieser Form nicht kennen. Diese Körperfunktion koordiniert in den drei »Brennräumen« Brust (Atmung und Kreislauf), Bauch (Verdauung) und Becken (Ausscheidung und Sexualfunktion) alle energetischen Abläufe.

Milz (Erdelement): Geborgenheit und Mitgefühl

Die Milz bildet zusammen mit der Bauchspeicheldrüse eine energetische Einheit. Im Verständnis der chinesischen Medizin empfängt sie die vom Magen aufgeschlüsselte Nahrung und wandelt sie in Nährenergie um, die Grundlage für die Herstellung von Qi und Blut. Sie gilt als »Mutter der Organe«, die den ganzen Körper nährt und vitalisiert. Die Milz kontrolliert den gesamten Verdauungsprozess, hat eine besondere Beziehung zu den Fortpflanzungsorganen und dem Menstruationszyklus und spielt eine wichtige Rolle in der Immunabwehr. Sie kann nicht nur Nahrung aufnehmen, verarbeiten und in verwertbare Stoffe umwandeln, sondern auch Informationen und Erfahrungen. Mit dieser Fähigkeit unterstützt sie unser praktisches Denken, durch das wir die Dinge des Lebens bewältigen.

Magen (Erdelement): Stabilität und Fürsorge

Der Magen ist die Kochstelle des Körpers. Hier wird das Essen aufgenommen und durch das Verdauungsfeuer verarbeitet. Er reguliert unseren Hunger und Appetit – sowohl auf Essen als auch auf das Leben selbst – und ermöglicht uns, all das zu bewältigen. Seine Fertigkeit aufzuschlüsseln, befähigt uns auch zu logischem und detailgenauem Denken.

Lunge (Metallelement): Weite und innerer Raum

Die Lunge ist neben der Milz eine unserer Energiequellen: Ein voller tiefer Atem versorgt den ganzen Organismus mit Qi. Die Lunge bildet auch die Abwehrenergie und verteilt sie an der Körperoberfläche, wo sie als Schutzschild vor schädlichen Einflüssen zirkuliert. Sie nährt und befeuchtet die Haut, öffnet die Poren zum Schwitzen und schließt sie schützend vor dem Eindringen von Wind, Kälte und Feuchtigkeit. Sie schenkt uns die Fähigkeit, Abschied zu nehmen und loszulassen und gibt uns eine zuversichtliche Einstellung zum Leben.

Dickdarm (Metallelement): Der Blick für das Wesentliche

Der Dickdarm übernimmt als »Abfallsammler« die Nahrungsreste vom Dünndarm, entzieht ihnen einen Großteil der Flüssigkeit, die dem Körper wieder zugeführt wird, und scheidet den Rest aus. Er unterscheidet also als letzte Instanz zwischen Verwertbarem und Unbrauchbarem bzw.

Schädlichem und befähigt zum Loslassen. Dabei geht es nicht nur um den körperlichen »Müll«, sondern auch um den geistig-mentalen Unrat – das Loslassen von alten Gedankenmustern. Ein starker Dickdarm vermittelt das gute Gefühl, innerlich klar und rein zu sein. So wird der Blick für das Wesentliche geschärft.

Niere (Wasserelement): Ruhe und innere Kraft

Die Nieren sind die Wohnstätte unserer Lebenskraft. Hier wird die Grundenergie des Menschen wie in einer Schatzkammer aufbewahrt. Kraftvolle, vitale Nieren unterstützten unsere körperliche, seelische und geistige Gesundheit und sind der Ursprung von Willensstärke, Ausdauer und Durchhaltevermögen.

Sie kontrollieren das Urogenitalsystem und haben dadurch einen großen Einfluss auf Sexualkraft, Zeugungsfähigkeit und Fruchtbarkeit. Sie herrschen über Knochen und Zähne, das Zentralnervensystem und die Ohren. Eine starke Nierenenergie schenkt uns Vertrauen und gibt uns ein gesundes Nervenkostüm, mit dem wir Ängste und Anspannungen überwinden können. Durch diese innere Kraft und Stärke können wir Stille zulassen.

Blase (Wasserelement): Anpassungsfähigkeit und Entspannung

Die Blase hat neben der physiologischen Funktion der Aufnahme, Sammlung und Ausscheidung des Harns einen engen Bezug zum autonomen Nervensystem. Die Regulierung und Aufrechterhaltung des inneren Gleichgewichts ist die wesentliche Aufgabe der Blase. Sie sorgt dafür, dass der Körper entspannen und regenerieren kann. Sie gibt uns die Fähigkeit, uns an die verschiedenen Herausforderungen des Lebens anzupassen, so dass wir mit Veränderungen ruhig und fließend umgehen können.

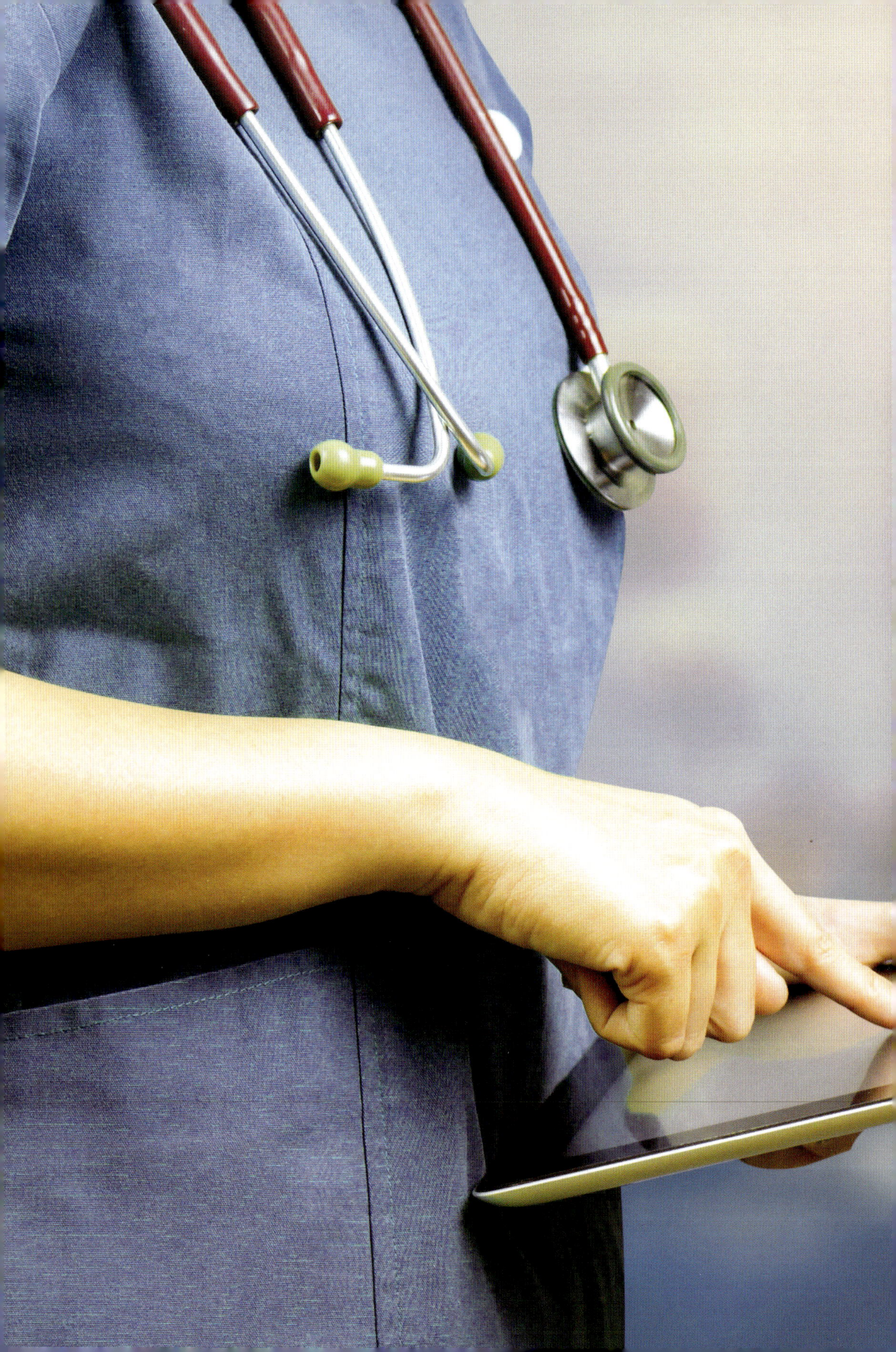

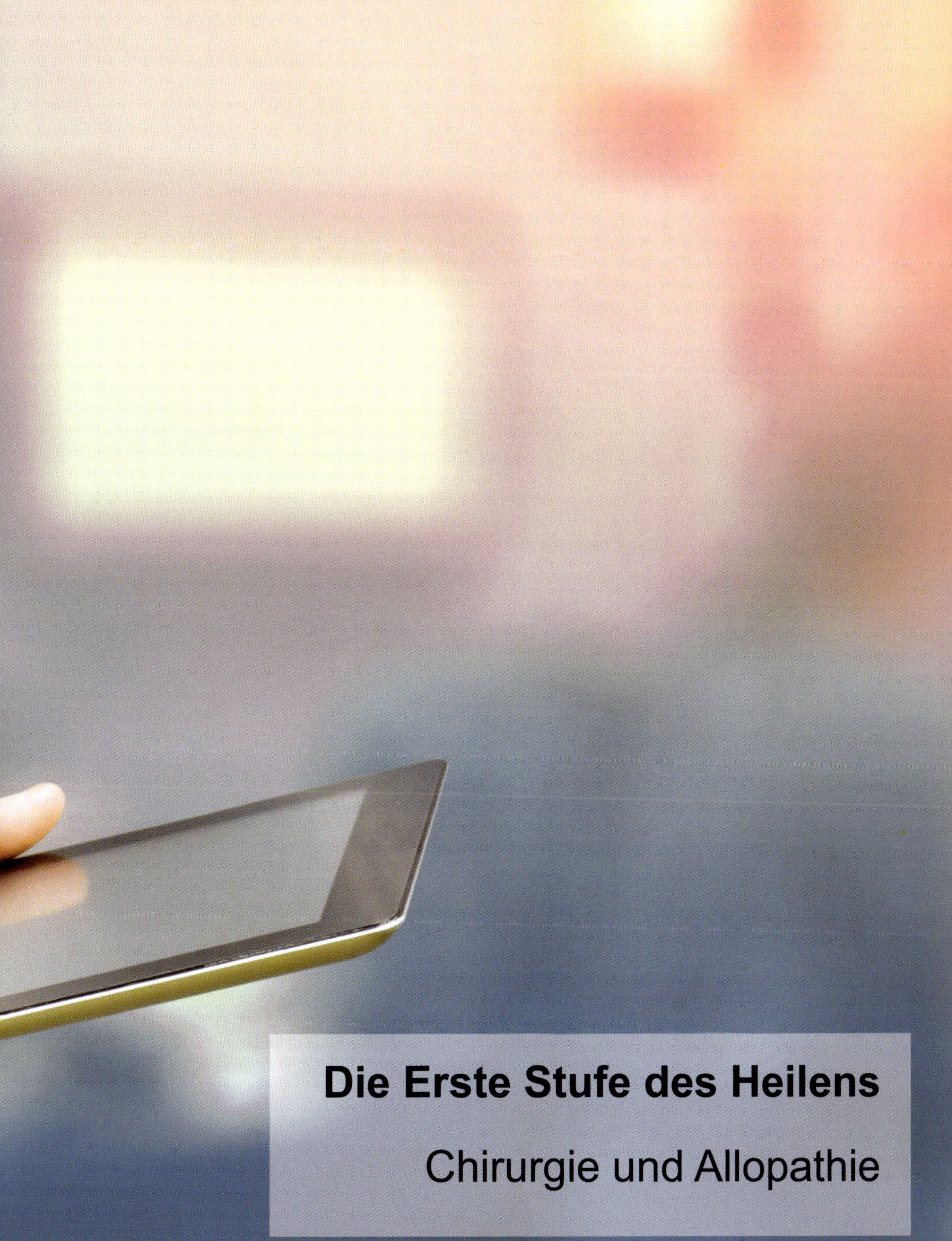

Die Erste Stufe des Heilens

Chirurgie und Allopathie

Alle Dinge sind Gift, und nichts ist ohne Gift.
Allein die Dosis macht, das ein Ding kein Gift ist.
Paracelsus

Die in der westlichen Welt bekannte allopathische Medizin gehört zum therapeutischen Alltag unserer Ärzte. Kranke gehen zu einem Arzt und lassen sich ein Medikament verschreiben, um ganz schnell wieder gesund zu werden. Allopathie (altgr. *állos* = anders und *páthos* = Leiden) bedeutet, die Krankheit mit dem Gegenteil zu behandeln, das heißt, die Arznei ruft eine entgegengesetzte Reaktion zu den Symptomen hervor. Beispielsweise wird Durchfall mit einem Medikament behandelt, das die Darmperistaltik verlangsamt.

Wertvoll in der Notfallhilfe

Wenn bei fortgeschrittenen Erkrankungen alle erprobten Behandlungsmethoden keine Besserung bringen, wird als letztes Mittel die Chirurgie eingesetzt. Operative Eingriffe besitzen einen großen Stellenwert, vor allem in der Notfallhilfe. Dabei wird versucht, das zu entfernen, was den Körper krank macht, oder zu richten, was verletzt ist. Das ist oft medizinisch erforderlich oder gar lebensrettend. Auch viele Arzneien sind lebensnotwenige Medizin, wie zum Beispiel Insulin, Asthmasprays, Kortison oder Herzmedikamente. Wir haben schon einige Male an uns selbst, in der Familie und im Freundeskreis erfahren, wie segensreich die Errungenschaften der Schulmedizin sein können.*

Doch trotz all ihrer Erfolge erinnert die moderne westliche Medizin bisweilen eher an ein Kriegshandwerk als an eine Heilmethode. So als wäre die einzige Hilfe gegen globale Probleme der Abwurf von Bomben, werden körperliche Beschwerden mit Medikamenten bombardiert, die entsprechende Kollateralschäden verursachen. Das Denken dahinter ist eindeutig: Der Feind muss beseitigt werden. Mit dieser begrenzten Sichtweise steht nicht die langfristige Gesundung des Menschen im Fokus, sondern eine kurzfristige Symptomfreiheit. Viele Behandlungen sind sehr

* Nirgun verdankt der Schulmedizin, dass er trotz vieler Jahre Diabetes ein ziemlich normales Lebens führen kann. Er hat seit 1982 Diabetes Typ I und braucht Insulin.

aufwendig und kostspielig, einige sind nicht nötig, und manche sind der Gesundheit sogar abträglich.

Die meisten allopathischen Arzneien sind synthetische Chemikalien aus dem Labor und haben eine lange Liste von möglichen Nebenwirkungen, so dass sie genauso Symptome erzeugen wie heilen können. Ein Großteil von ihnen hat nur eine unterdrückende Wirkung auf die Symptome. Auch wenn diese hinterher beseitigt sind, bleiben die dahinter verborgenen Krankheitsursachen unberührt. Die blutdrucksenkende Tablette, die magensäurehemmende Pille haben eine zeitlich begrenzte Wirkung, so dass die Einnahme wiederholt werden muss.

Besonders bedenklich sind Medikamente gegen »Unpässlichkeiten«, die in Apotheken frei verkäuflich sind. Hierzulande ist es weit verbreitet, gegen Beschwerden wie Verstopfung, Kopfschmerzen, innere Unruhe, Blähungen, Völlegefühl, den Anflug einer Erkältung, Konzentrationsschwäche oder Übergewicht irgendwelche Pillen einzunehmen, die jedoch nicht die Wurzel der Erkrankung behandeln. Die scheinbar ausgemerzten Krankheitszeichen werden dadurch häufig tiefer in den Körper hineingedrängt, anstatt sie aufzulösen. Auf diese Weise treten sie immer wieder auf. Eine regelmäßige Einnahme kann zu chronischen Erkrankungen führen, und die Ursachen der Symptome werden verschleiert.

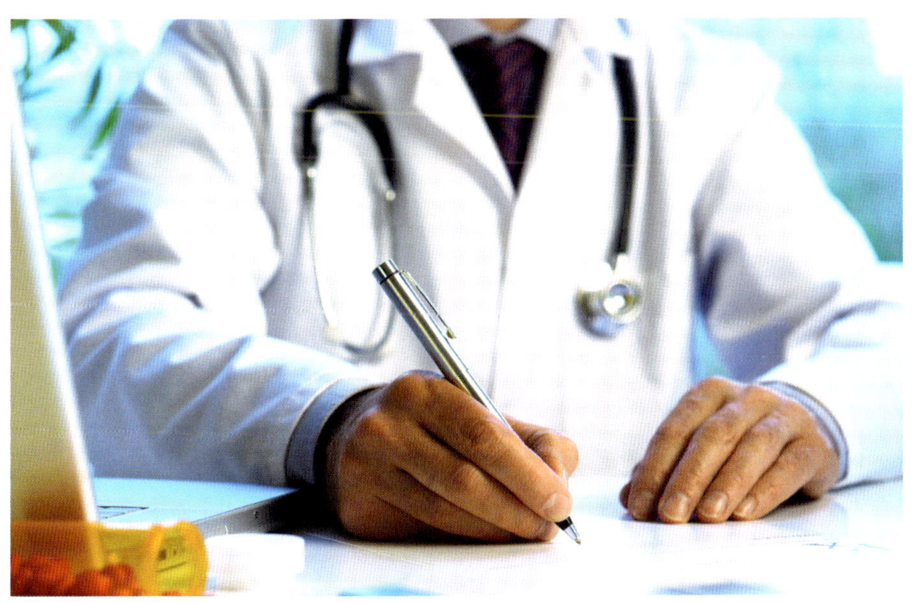

Kopfschmerzen sind kein Aspirinmangel

Wenn wir bei Kopfschmerzen immer eine Tablette einnehmen, die diesen Schmerz vorrübergehend unterdrückt, nehmen wir uns dadurch die Möglichkeit herauszufinden, wodurch sie ausgelöst werden. Durch Medikamente oder schnelle chirurgische Eingriffe wird die innere Stimme, die versucht, sich durch die Symptome Gehör zu verschaffen, ausgeschaltet. Moderne Medikamente und Chirurgie bieten keinerlei Hilfe, wenn jemand die tieferen Ursachen seiner körperlichen Beschwerden erforschen möchte. Im Gegenteil, die operative Entfernung der Gallenblase kann eine durchaus wichtige Notfallmaßnahme sein, doch der Patient muss sich nach der Behandlung selbst heilen und sich auf das Fehlen des Organs einstellen.

Unser medizinisches System ist darauf ausgerichtet, alles zu tun, um unseren Körper rasch wieder arbeits- und funktionsfähig zu machen. Das Ziel ist es, gesundheitliche Probleme reibungslos zu eliminieren, wobei die darunter liegenden Themen in Vergessenheit geraten. Auch die Werbung im Fernsehen und in Zeitschriften für Medikamente zielt darauf ab, schnell wieder einsatzbereit und leistungsfähig zu werden. Sie gibt uns das Gefühl, unzulänglich zu sein, wenn wir krank sind, und zeigt uns ein scheinbar einfaches Mittel, um geschwind wieder fit und aktiv zu sein, um so dem Idealbild in unserer Gesellschaft zu entsprechen.

Dahinter stehen auf der einen Seite die Unfähigkeit, Krankheit und Unzulänglichkeit auszuhalten und unsere Schwächen und »Macken« anzunehmen, und auf der anderen Seite die immer noch verbreitete Vorstellung der Schulmedizin, alles beheben zu können. Daher werden unzählige überflüssige Medikamente verschrieben, fragwürdige Impfungen und unnötige Operationen durchgeführt (Deutschland ist Operationsweltmeister!). Einige westliche Ärzte betrachten Krankheiten als Feind und den Tod eines Patienten als Misserfolg. Das führt dazu, dass Menschen mit Medikamenten und aufwendiger Medizintechnik am Leben erhalten werden, die schon bereit sind, ihre Reise in die jenseitige Welt anzutreten. Auf diese Weise wird gegen den Strom des Lebens angekämpft. Das ist das genaue Gegenteil davon, dem *Tao* zu folgen.

Andere Mediziner, die voller Engagement ihren Beruf ausüben, stoßen in unserem Gesundheitssystem schnell an ihre Grenzen, denn einfühlsame Gespräche und ausführliche Beratungen werden von den Krankenkassen nicht finanziert. Oder sie scheitern an Patienten, die mit dem Betreten der Arztpraxis ihre Eigenverantwortung ablegen, nichts weiter möchten als eine schnell wirkende Pille und dem Arzt die Schuld geben, wenn sie nicht hilft.

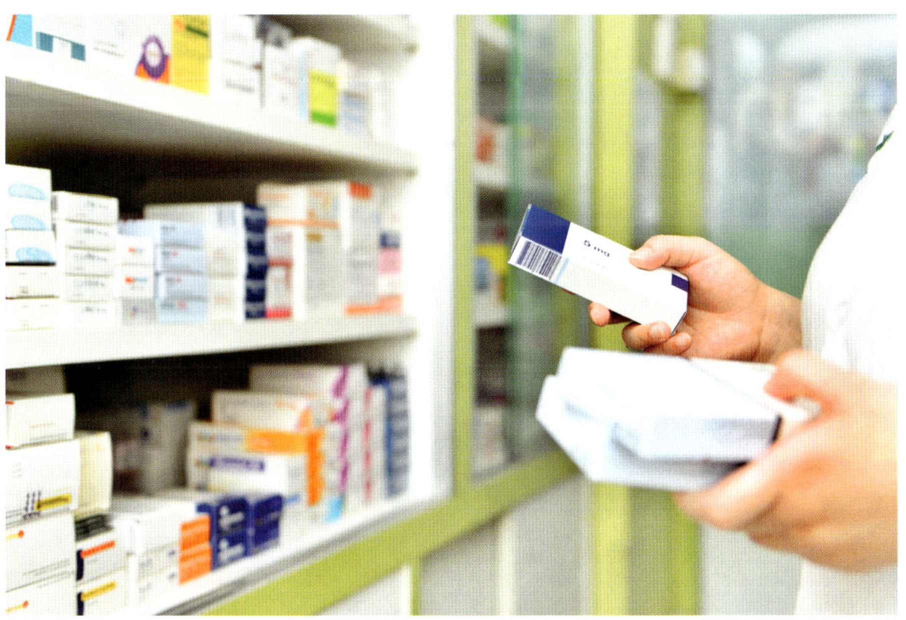

FRAGEN ZUR ERSTEN STUFE DES HEILENS

- Hast du körperliche Symptome – und wenn ja, wo und wann genau treten sie auf?
- Hast du davor etwas Bestimmtes gegessen?
- Werden sie durch besondere Witterungsverhältnisse ausgelöst oder verschlimmert?
- Welche Gefühle sind mit diesen Symptomen verbunden?
- Welche Medikamente helfen dir?
- Von welchen bist du weniger überzeugt und würdest die Einnahme gerne mit deinem Arzt neu besprechen und gegebenenfalls durch Alternativen ersetzen?

ERFORSCHUNG

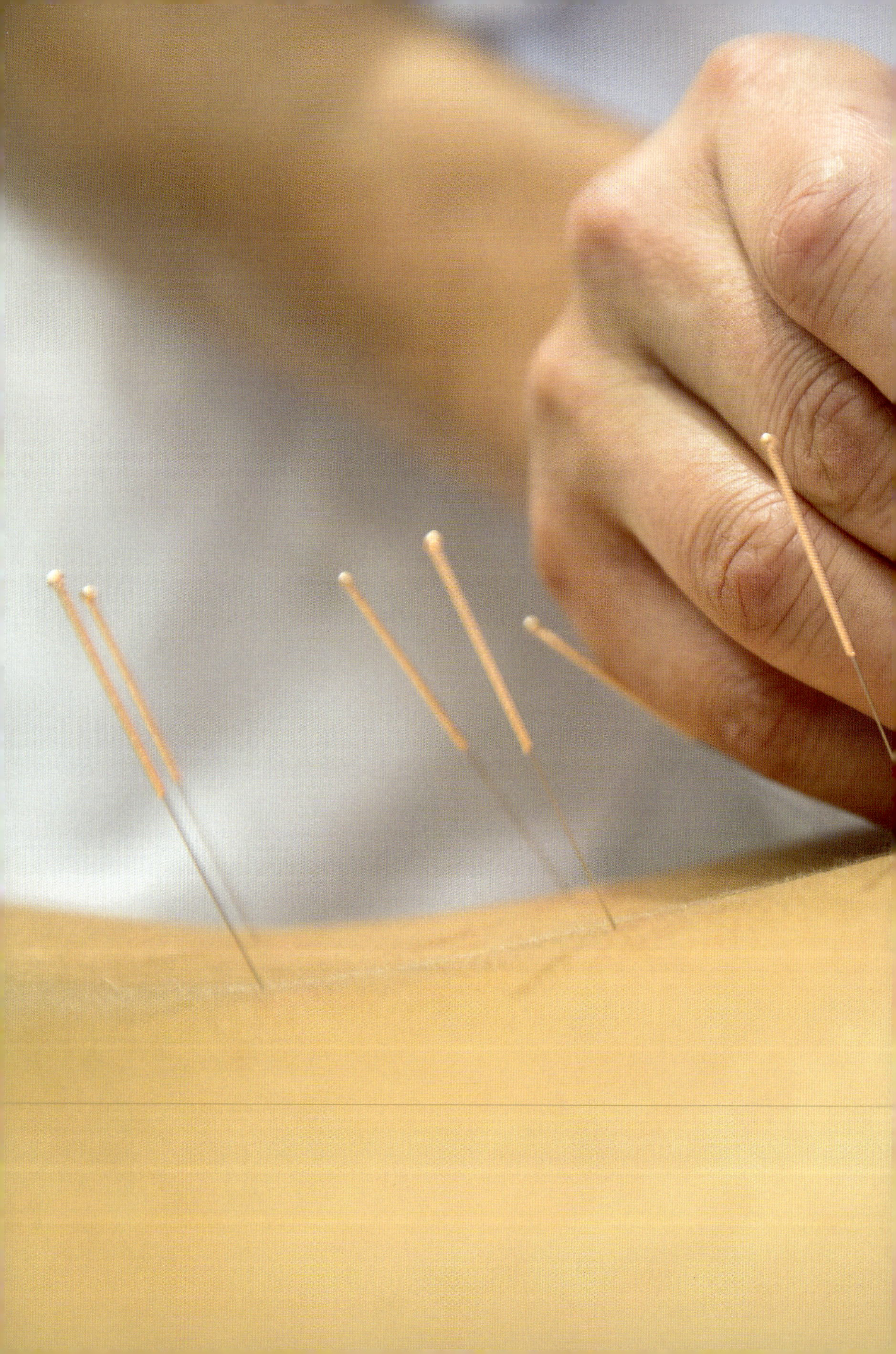

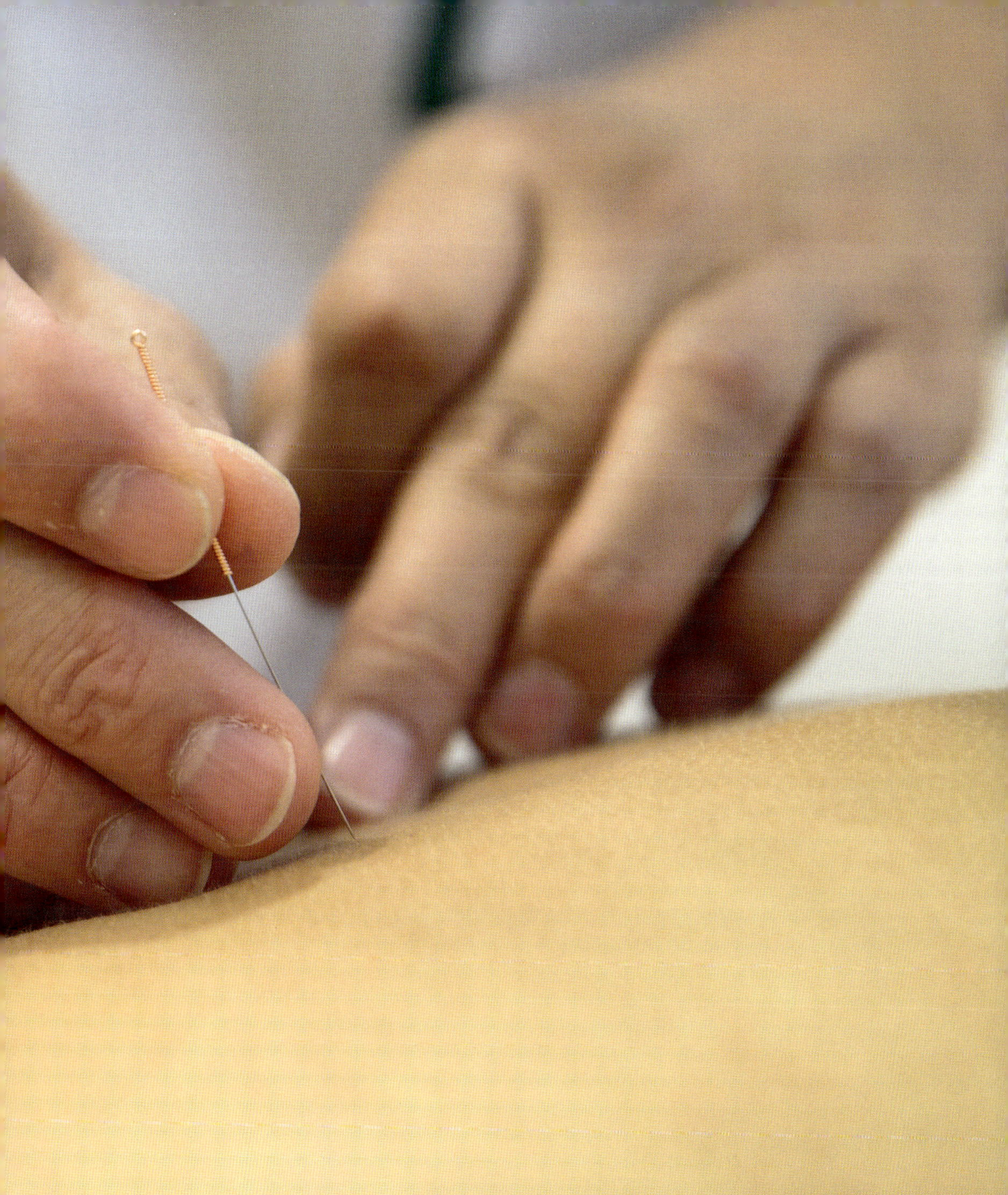

Die Zweite Stufe des Heilens

Akupunktur und Kräuterheilkunde

Der Mensch lebt inmitten von Qi,
und Qi erfüllt den Menschen.
Alles bedarf des Qi, um zu leben.
Chinesisches Sprichwort

Schon im alten China entdeckte man Punkte, die Schmerzen linderten, wenn man sie gezielt durch eine Nadel oder Feuer (Moxibustion) stimulierte. Durch Ausprobieren, Beobachten und auch die genaue Wahrnehmung der Meister, die Punkte und Meridiane fühlen und sogar »sehen« konnten, wurde dieses Wissen ausgebaut, verfeinert und von Generation zu Generation weitergegeben.

Pfade der Lebensenergie

Meridiane sind die Pfade der Lebenskraft, über die das Qi, ähnlich dem Blutfluss in den Adern, an den ganzen Körper verteilt wird. In den Akupunkturpunkten konzentriert sich die Energie. Sie bieten einen direkten Zugang zur Lebensenergie und befinden sich meist auf den Meridianen. Sie sind wie Öffnungsstellen und leiten die Energie entlang der Leitbahnen durch den ganzen Körper, zu den Organen, zu den Zellen.

Um diese Punkte herum sammelt sich oft Anspannung. Die Muskulatur zieht sich zusammen und behindert, wie der Damm eines Bibers den Flusslauf oder ein Stau den Straßenverkehr, die Dynamik frei fließender Energie. Manchmal fühlen sich diese Verspannungen wie Knoten an oder wie ein gespanntes Seil. Sind die Barrieren nur leicht und der Energiefluss stark, kann so ein »Biberdamm« bald wieder weggeschwemmt werden. Wenn die Verspannungsdämme aber anwachsen und der Energiefluss schwach ist, braucht der Mensch Unterstützung. Hier kann die Akupunktur hilfreich sein, um Verspannungen wieder abzubauen und alles, was festgehalten wird, loszulassen.

In der Akupunktur wird »das Leben« mit feinen Nadeln angestochen. Die winzige Wunde verursacht im Körper eine Heilungsreaktion. Durch die antennenähnlich wirkende Nadel wird die Energie fein abgestimmt und kanalisiert. In der Regel werden Punkte behandelt, in denen das Qi nicht frei fließt. Akupunktur bringt den stockenden Energiefluss wieder in Gang und fördert einen harmonischen Ausgleich in den Leitbahnen. Über die Meridiane kann sich die Wirkung in den Organen und entfernten Körperbereichen entfalten.

Die Energie zum Fließen bringen

Die sanfte und in der Regel kaum oder nur leicht schmerzhafte Nadelung ist hilfreich bei allen Symptomen, die durch Anspannung oder Energiestau entstehen, insbesondere auch bei Schmerzen, denn Schmerz ist immer ein Zeichen von Stagnation. Klassische Indikationen für eine Akupunkturbehandlung sind Spannungskopfschmerzen und Migräne, Rückenschmerzen, Menstruationsbeschwerden, Verdauungsstörungen, Heuschnupfen und depressive Verstimmung. Akupunktur kann jedoch wenig Energie aufbauen. Dafür braucht es zusätzlich die richtige Ernährung, Heilkräuter und die »Himmlische Energie«, die wir über die Atmung aufnehmen.

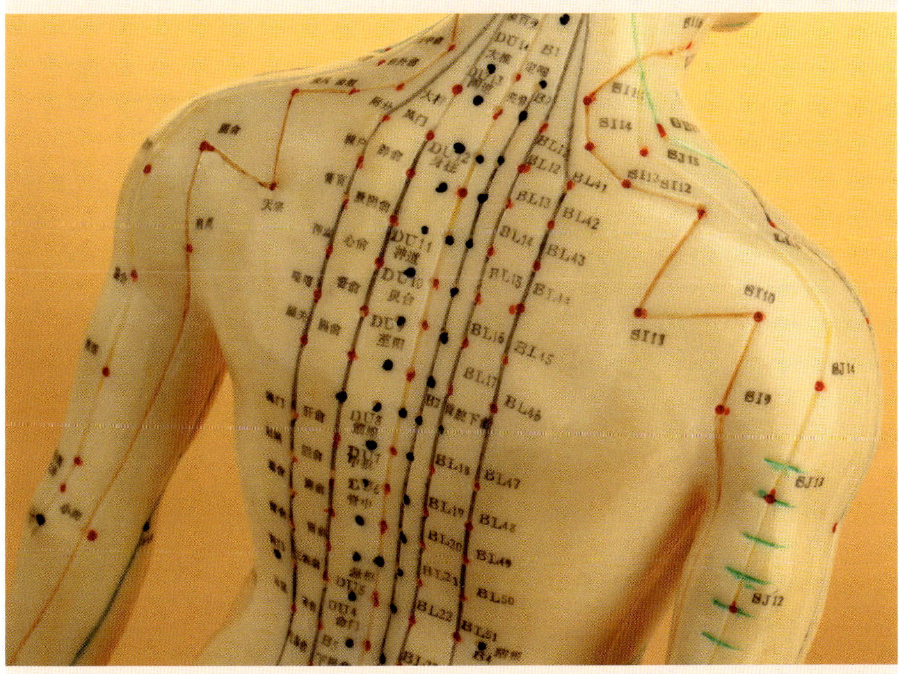

Ganzheitliche Diagnose

Von einem guten Akupunkteur werden ausgezeichnete diagnostische Fähigkeiten erwartet. Für seinen Befund berücksichtigt er alle Aspekte des Menschen, denn alles ist ein Ausdruck der Lebensenergie Qi. Indem er seinen Patienten genau anschaut und ihm zuhört, kann er eine Neigung zu einer Erkrankung erkennen, lange bevor sie ausbricht: an der Hautfarbe, dem Klang der Stimme, an Körperhaltung und Körperbau, Gesichtsfarbe und vielem mehr. Er interessiert sich dafür, was seine Essensvorlieben sind, wie er lebt, in welcher Umgebung und Atmosphäre, welche Stimmungen und Gefühle dort vorherrschen, ob er seine Arbeit liebt und sie ihn erfüllt und wie seine Einstellung zu Krankheit und Tod ist.

Seine wichtigsten diagnostischen Werkzeuge sind jedoch die Puls- und die Zungendiagnose, die Aufschluss über den Zustand aller inneren Organe geben. Mit diesen einfachen – und kostengünstigen – Diagnosemöglichkeiten macht sich ein erfahrener Akupunkteur ein Bild davon, wie es im Körper seines Patienten aussieht. Mit einer gezielten Behandlung kann er dann die Symptome lindern oder krankhafte Prozesse vor ihrer körperlichen Manifestierung abwenden.

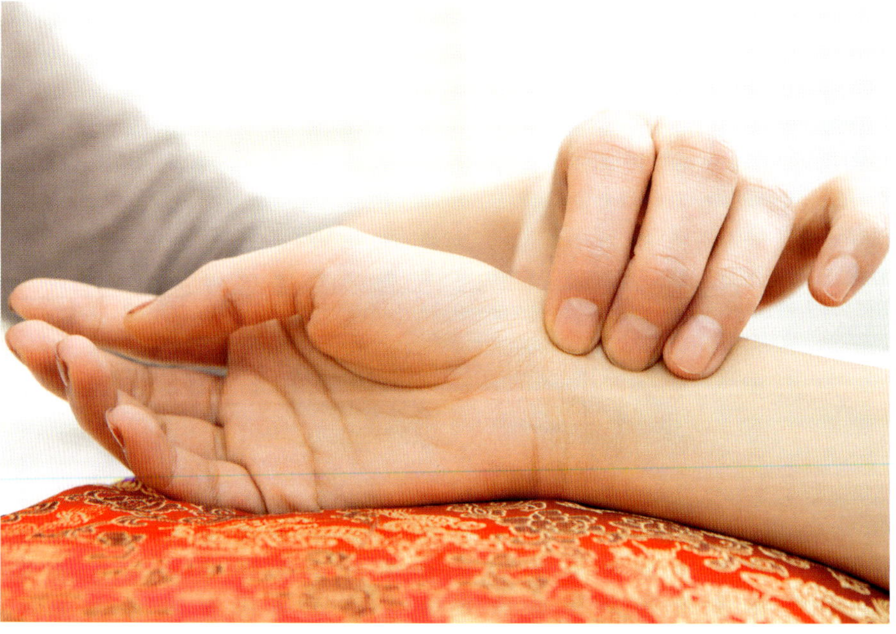

Chinesische Kräuterheilkunde

Die Phytologie spielt in der TCM eine noch größere Rolle als die Akupunktur. Patienten erhalten eine individuell auf ihre Konstitution und Symptomatik abgestimmte Rezeptur, bestehend aus einer Kombination verschiedener Heilkräuter oder Mineralien, die sich einander ergänzen und in ihrer Wirkung unterstützen. Damit die Heilkraft der Essenzen gezielt genutzt werden kann, wirkt jede Zutat mit seinem Geschmack und Temperaturverhalten genauso wie ein Nahrungsmittel in bestimmten Meridianen oder Organen. Die Präparate werden als Tees, Dekokte oder als Pulver bzw. in Form von Kräuterpresslingen oder auch als Salben für äußerliche Anwendungen verabreicht.

UNTERSUCHUNG ZUR ZWEITEN STUFE DES HEILENS

- Lege dich flach auf den Rücken. Gehe mit deiner Aufmerksamkeit durch deinen Körper, als würdest du ihn einscannen. Wo bleibst du stecken? Wo stockt der Energiefluss? Wandere von deinem Kopf über den Nacken zu den Schultern, weiter über den Rücken, den Po, die Rückseiten der Beine hinab zu den Füßen. Lass dir dafür Zeit, verweile in den Bereichen, in denen die Energie nicht so richtig fließt.
- Dann richte deine Aufmerksamkeit auf die Vorderseite deines Körpers, wandere von den Füßen über die Beine zur Hüfte, weiter über Bauch und Brust die Arme entlang sowie über den Hals zum Gesicht.
- Diese innere Erforschung kannst du auch zu zweit machen. Dein Partner oder deine Partnerin legt sich flach auf eine bequeme Unterlage, zunächst auf den Bauch, dann auf den Rücken. Führe nun deine Hände wenige Zentimeter über den Körper, als wolltest du die Aura streicheln. Manche Bereiche fühlen sich vielleicht so an, als wäre hier das Fell nicht glatt, möglicherweise bleibst du da richtig hängen. Hier kannst du für eine Weile deine Hände auflegen.

ERFORSCHUNG

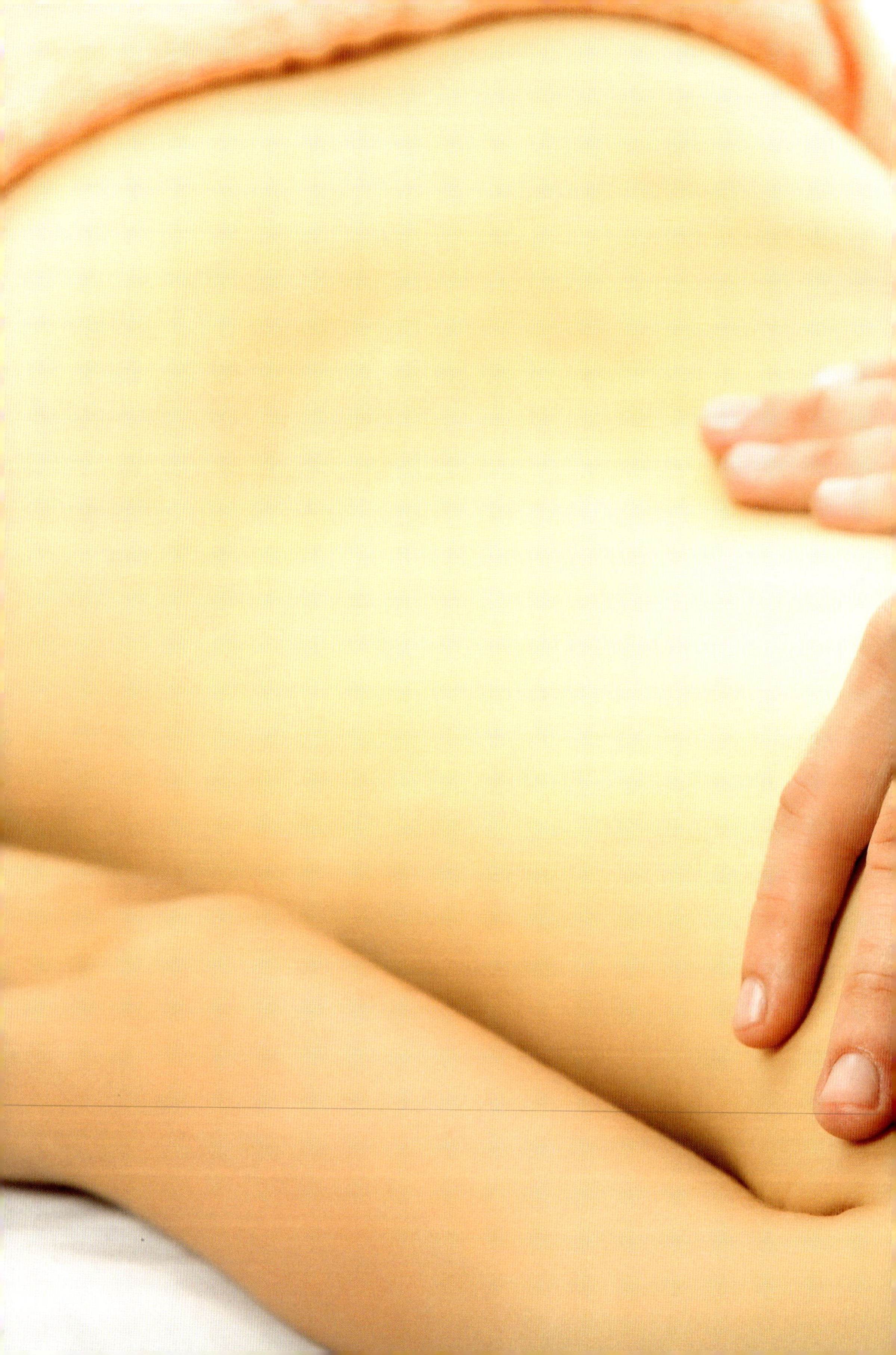

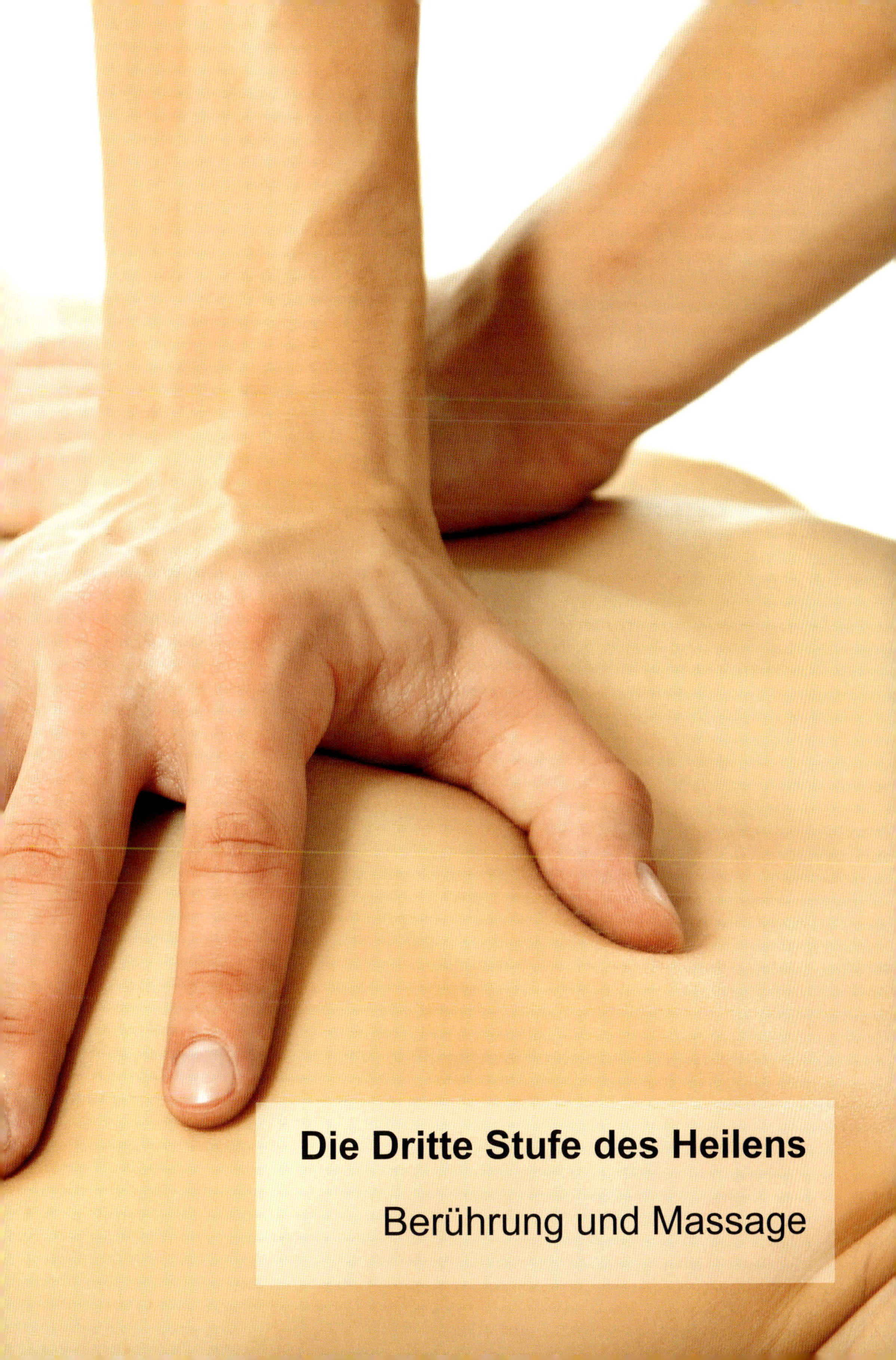

Die Dritte Stufe des Heilens

Berührung und Massage

Hier in diesem Körper sind die heiligen Flüsse. Hier sind Sonne und Mond und alle Pilgerstätten. Ich habe noch keinen anderen Tempel von solcher Glückseligkeit kennengelernt wie meinen eigenen Körper.

Saraha, Begründer des buddhistischen Tantra

Seit Anbeginn ihrer Geschichte legen die Menschen instinktiv die Hände dort auf, wo sie Anspannung oder Unwohlsein spüren. Die Hände scheinen das ursprünglichste medizinische Werkzeug zu sein. Wir berühren unwillkürlich schmerzhafte Bereiche, greifen dorthin, wo etwas nicht stimmt, um das Leid zu dämpfen. Wenn wir Kopfweh haben, streichen wir uns über die Stirn, wenn der Rücken schmerzt, reiben wir über die Lendenwirbel. So be*hand*eln wir uns selbst.

Im alten China erkannten die von Dorf zu Dorf ziehenden Wanderärzte und die Heiler, dass man durch die Stimulierung der Energieleitbahnen (siehe Akupunktur) auch die inneren Organe beeinflussen kann, so dass die Behandlung nicht nur lokal wirkt, sondern den ganzen Organismus unterstützt. Daraus entwickelte sich die Akupressur und später Tuina (*Tui* = schieben, *Na* = greifen), eine Massage der Meridiane, Muskeln und Gelenke, die die Qi- und Blutzirkulation im Körper anregt.

Das erst zu Beginn des 20. Jahrhunderts in Japan entwickelte Shiatsu basiert auf den gleichen Prinzipien. Shiatsu bedeutet Fingerdruck. Mit diesen gezielten therapeutischen Methoden wird – nach einer ausführlichen Diagnose, wie sie auch bei der Akupunktur erhoben wird, oder nach einem Tastbefund bestimmter diagnostischer Punkte oder Körperstellen – der Energiefluss gelenkt, aktiviert und harmonisiert und die Körperstruktur verbessert. Viele chronische Leiden können dadurch gelindert oder geheilt werden, wie Kopf- und Rückenschmerzen, Verdauungsstörungen oder Menstruationsbeschwerden.

Intuitives Wissen und moderne Wissenschaft

Das alte intuitive Wissen um die heilsame Berührung wurde in den letzten Jahren immer wieder wissenschaftlich untersucht. Dabei fanden Forscher heraus, dass durch angenehme, mitfühlende Berührung die Konzentration des Botenstoffs und Neurotransmitters Oxytocin im Blut steigt. Dieser und andere Botenstoffe sind im Volksmund auch als Glückshormone bekannt. Oxytocin senkt gleichzeitig den Spiegel des Stresshormons Cortisol. Das bewirkt einen verlangsamten Atem und Herzschlag und normalisiert den Blutdruck. Diese Vorgänge im Körper stärken wiederum den Parasympathikus, jenen Teil unseres Nervensystems, der uns entspannen und wohlfühlen lässt.

Im Körper zu Hause

Diese Stufe des Heilens kann jedoch noch mehr bedeuten. Sie erfüllt unser Grundbedürfnis nach menschlicher Nähe. Ohne Berührung verkümmern wir. Jede Berührung geht über die Haut und oft auch »unter die Haut«. Die Haut ist unser größtes Sinnes- und auch Kommunikationsorgan. Massage kann uns helfen, eine sinnliche Beziehung zu unserem Körper aufzunehmen, und uns ein wohliges Gefühl schenken. Sie kann unser Körperbewusstsein schärfen, so dass wir die Signale unseres Körpers leichter wahrnehmen können.

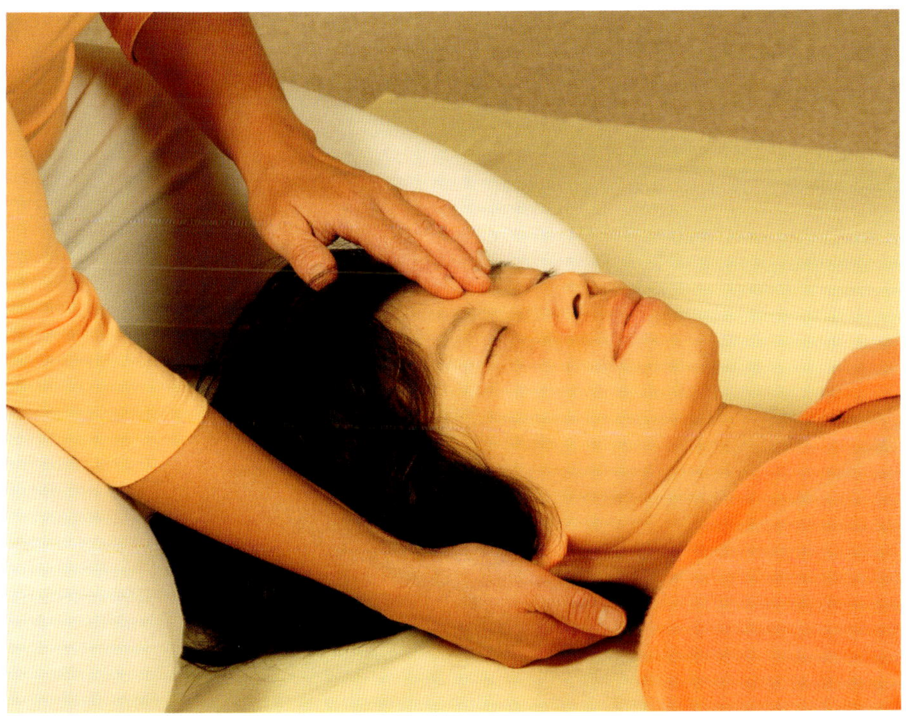

Über eine Massage können wir einen Zustand von großer Gelassenheit erfahren und Ruhe und Frieden im Geist erleben. Während wir berührt werden, können wir entdecken, wie es ist, ganz in uns zu Hause zu sein und einzutauchen in die eigene innere Welt. Viele Menschen sinken während einer Behandlung aus der Entspannung heraus in einen tiefen, erholsamen Schlaf. Es wird in der heutigen Zeit immer wichtiger, das ganze System ab und zu herunterzufahren, denn körperliche Spannungen, geistige Überanstrengung und Stress, innere Unruhe und Schlafstörungen nehmen dramatisch zu.

Verspannungen sind eine Antwort auf emotionalen oder körperlichen Schmerz und können sich in manchen Körperbereichen wie eine Mauer oder Panzerung aufbauen. Oft sind in den Verhärtungen auch Emotionen und schmerzliche Erinnerungen gespeichert. Immer wenn wir Gefühle unterdrücken oder verstecken, führt dies zu körperlichen Verspannungen. Sie werden gewissermaßen in das Gewebe eingeschlossen, so dass wir sie oft nicht mehr spüren.

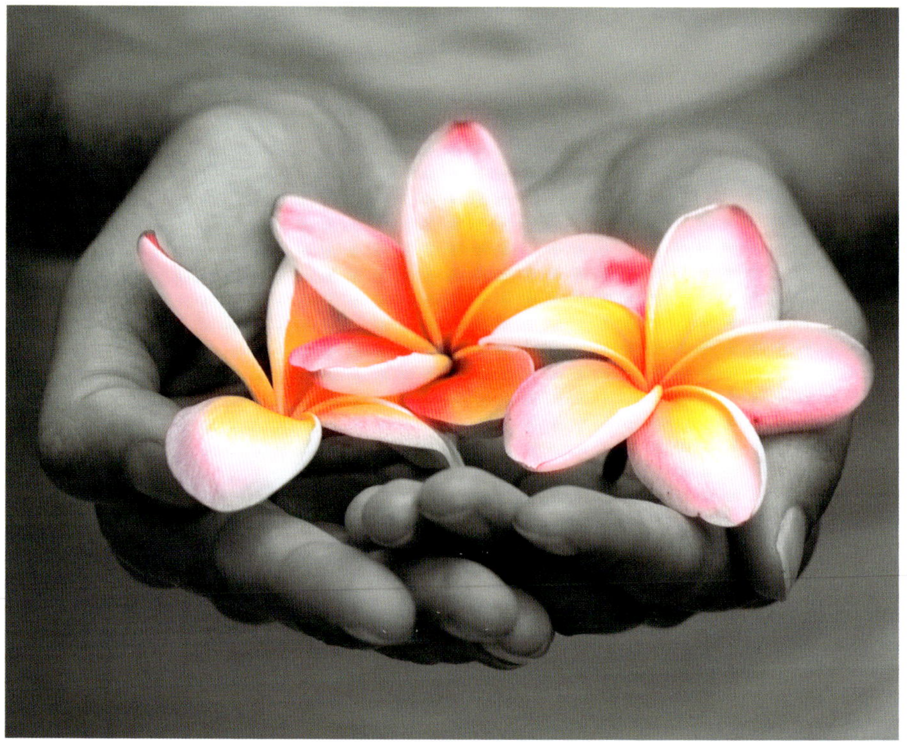

Wo Entspannung die Seele berührt*

Das Lösen von starken Verspannungen kann die gespeicherten Erfahrungen, Gefühle und manchmal traumatischen Erlebnisse freisetzen und sie ins Bewusstsein zurückbringen. Auf diese Weise schafft Berührung einen Zugang zu verschütteten Gefühlen. In bestimmten Formen der achtsamen Massage, wie in manchen Shiatsu-Stilen, der Körper-Geist-Akupressur, Rolfing oder Rebalancing, ist der Fokus darauf gerichtet, den Empfangenden dazu einzuladen, die Tür zum Fühlen wieder zu öffnen. Dies kann ein Weg sein, die lange nicht »bewohnten« Teile unseres Selbst zu integrieren.

Manchmal erleben wir in einer Behandlung eine pulsierende Lebendigkeit oder ein Wohlbefinden, das entsteht, wenn sich Anspannungen lösen und sich ein Gefühl von Weite ausbreitet. Bisweilen stellt sich auch ein meditativer Zustand ein, in dem wir tief entspannt und gleichzeitig wach und präsent sind. Das sind Momente des einfachen »Da-Seins«, in denen Heilung möglich ist.

Traditionell gehören auch Bäder zu dieser Stufe des Heilens. Ihre vielfältige therapeutische Bedeutung kommt auch hierzulande in Moorbädern oder Kneippkuren zur Anwendung.

ERFORSCHUNG

FRAGEN ZUR DRITTEN STUFE DES HEILENS

- Spüre in deinen Körper hinein – wo sehnst du dich nach Berührung?
- In welcher Form möchtest du dort gerne berührt werden? Sanft ... Raum gebend ... kraftvoll ... Spannungen auflösend ... Beschwerden lindernd ... liebevoll ... energetisch ... ausleitend? Werde dir deiner Bedürfnisse bewusst.
- Vielleicht kannst du dir in einer Selbstbehandlung etwas Gutes tun und deine Hände, die Füße oder den Bauch massieren. Oder du machst dich auf die Suche nach einem geeigneten Massagepraktiker oder Therapeuten.

* Wo Enspannung die Seele berührt« ist der Slogan von ShenDo Shiatsu.

Gesundheit in die eigene Hand nehmen

Verantwortlich ist man nicht nur für das, was man tut,
sondern auch für das, was man nicht tut.

Laotse

Die oberen vier Stufen des Heilens sind ganz unserer Eigeninitiative überlassen. Sie sind nicht nur die nachhaltigsten in der Gesundheitsvorsorge, sondern auch die kostengünstigsten. Über sie erfahren wir, wie sich unsere Gewohnheiten, unser tägliches Handeln und Tun auf unsere Gesundheit auswirken und was wir tun können, um uns selbst zu helfen.

Der Mittlere Weg

Vielleicht sehnst du dich schon lange nach einer Veränderung in deinem Leben, möchtest abnehmen, lästige Beschwerden loswerden oder gesund werden. Dann ist jetzt der richtige Zeitpunkt, mit alten Gewohnheiten zu brechen, »ausgelatschte« Pfade zu verlassen und unbekannte Wege auszuprobieren, die dir ein neues Lebensgefühl schenken.

Dafür brauchst du zunächst einmal Entschlossenheit und Disziplin, die dich dazu bringen, dich gesund zu ernähren, dich zu bewegen und achtsam um dich selbst zu kümmern. Das Wort Disziplin ruft jedoch häufig Widerstand hervor, es ist mit dem Gefühl verbunden, etwas Unangenehmes oder Langweiliges tun zu müssen. Es wird oft gleichgesetzt mit Pflicht und Zwang. Wir können Disziplin aber auch in ein anderes Licht rücken und die Veränderungen, für die wir uns entschieden haben, bereitwillig annehmen.

Insbesondere zu Beginn, wenn du bereit bist, deinen Lebensstil zu verändern, musst du die nötige Disziplin aufbringen. Nach ein paar Wochen, wenn du die ersten positiven Veränderungen feststellst, wie ein gutes Gefühl im Bauch, mehr Gelassenheit und Wohlbefinden, wirst du vielleicht entdecken, dass dich das Weitermachen nicht mehr so viel Überwindung kostet. Vielleicht sind das gesunde Essen oder die Körperübungen schon selbstverständlich geworden und sie bereiten dir sogar Freude. Es ist ein gutes Gefühl zu wissen, dass du bei einer Erkrankung etwas für dich selbst tun kannst und sich dein Gesundheitszustand durch eine entsprechende Veränderung deines Lebensstils zunehmend verbessert.

Disziplin oder Strenge, Entspannung oder Faulheit?

Doch obwohl vielen Menschen bekannt ist, was ihrem Körper und ihrer Seele guttut, fällt es ihnen schwer, ihre liebgewordenen schlechten Gewohnheiten aufzugeben. Stattdessen klagen sie über verschiedene Beschwerden oder ihr Übergewicht. Zu leiden scheint leichter zu sein, als etwas zu verändern. Wenn der innere Schweinehund jedoch gewinnt, der uns zu Faulheit verführt, wird nichts geschehen, weder Veränderung noch wirkliche Entspannung.

Es gibt jedoch auch des Guten zu viel. Wenn wir allzu ernst ein Gesundheitsprogramm »durchziehen«, tritt über die Disziplin eine Strenge in unser Leben, die uns die Freude an der Sache nimmt. Wer übereifrig den ganzen Tag nur damit beschäftigt ist, seinen Körper durch Ernährungs- und Bewegungsprogramme zu optimieren, verkennt dabei, dass es im Leben vielleicht um anderes geht, als die sterbliche Hülle zu erhalten.

Setze deine Ideale nicht zu hoch, versuche nicht alles hundertprozentig richtig zu machen. Wie bei allem im Leben scheint der »Mittlere Weg« der richtige zu sein. Meist sträuben sich Körper und Seele gegen allzu rigide Kontrollen und Verzicht, daher schlagen strenge Diäten und eiserne Übungsprogramme oft ins Gegenteil um. Verbote und »Ich sollte ...«, »Ich sollte nicht ...« sind keine gute Quelle der Motivation – im Gegenteil! Wenn du dir zu viel auf einmal vornimmst und es dann nicht konsequent durchführst, kommt es zu Frustration, Wut oder Schuldgefühlen. Das ist eher kontraproduktiv.

Der Mittlere Weg lässt dich einen Ausgleich finden zwischen Motivation und Entspannung, Disziplin und Faulsein. Du musst nicht gleich dein ganzes Leben umstellen, beginne mit Veränderungen, die für dich machbar sind. Die Aufmerksamkeit für dich selbst verbessert dein Gespür für deine Bedürfnisse.

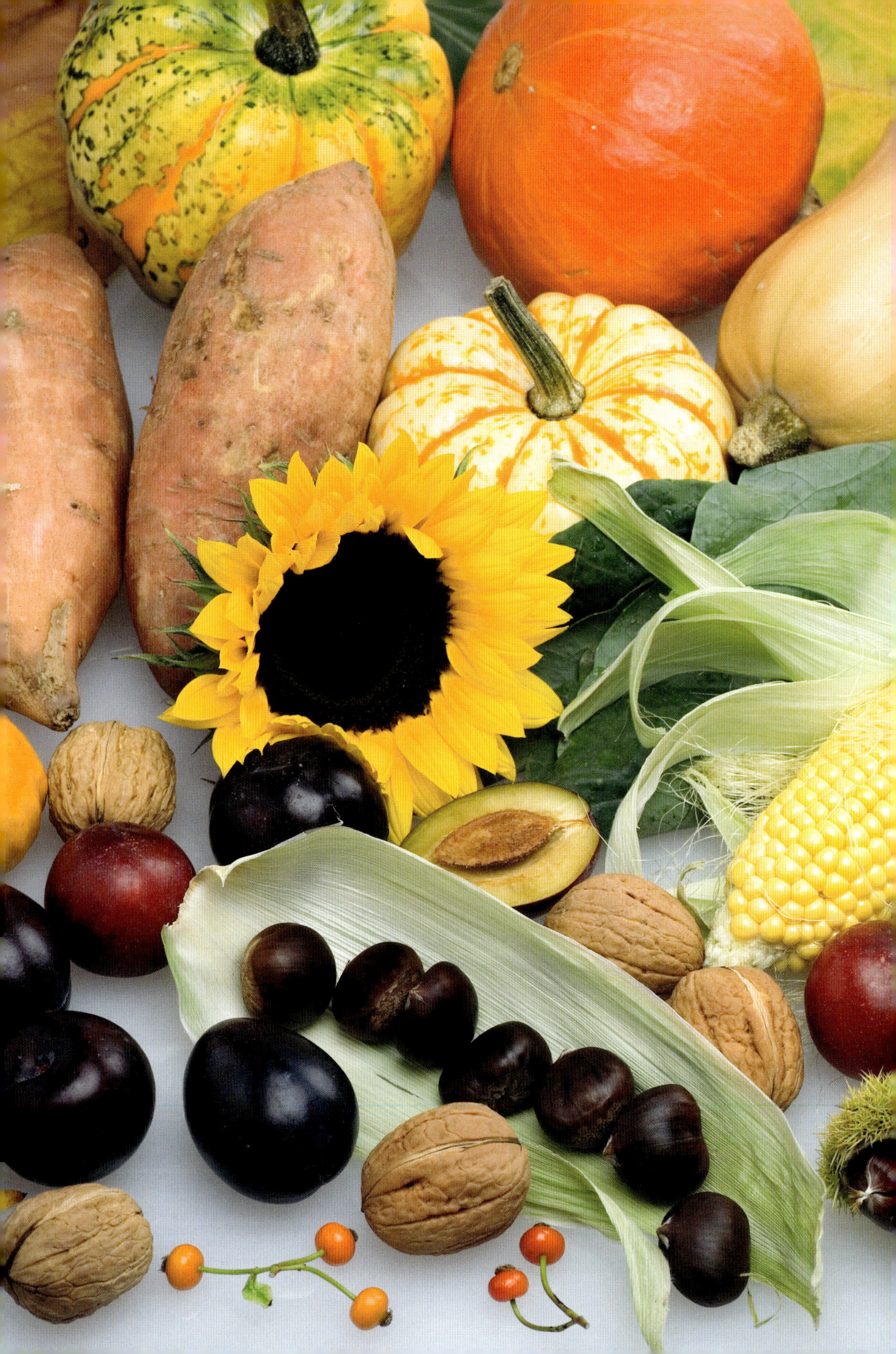

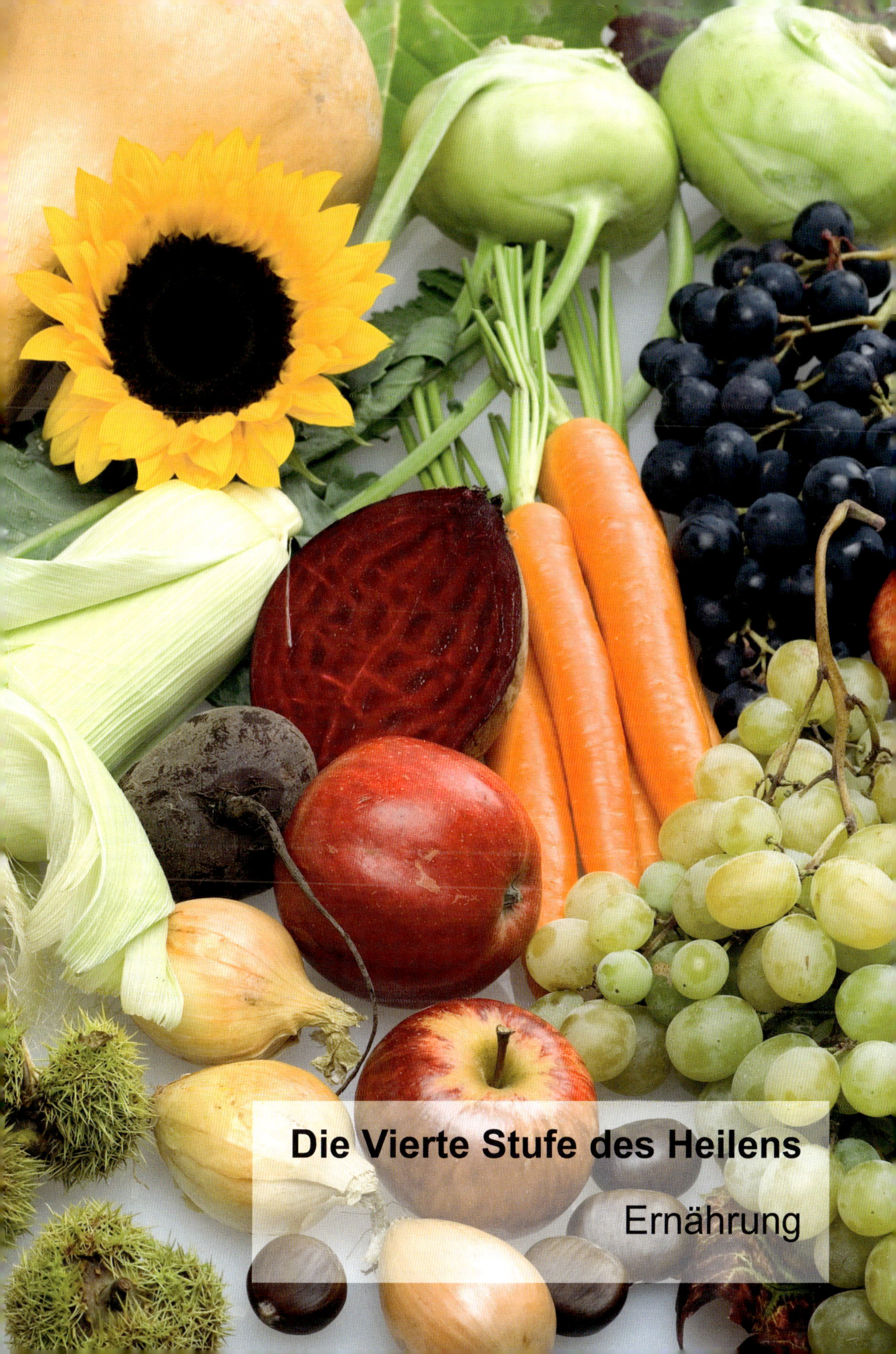

Die Vierte Stufe des Heilens

Ernährung

Keinen Unterschied machen, egal ob Festmahl oder einfache Mahlzeit.
Was immer sich auf unserem Teller befindet, ist unser Leben.
Chinesische Weisheit

Die Ernährung spielt in der chinesischen Medizin eine ganz zentrale Rolle. Nahrung wird hier zur Vorbeugung und Heilung von Krankheiten eingesetzt. Der Ort, wo die Verdauungs- und Umwandlungsprozesse stattfinden, wird in China als »Goldene Mitte« bezeichnet. In diesem Land gilt das Sprichwort: »Gesundheit beginnt beim Essen«. Hier hat man schon früh erkannt, dass Ernährung ein unverzichtbarer Grundpfeiler eines gesunden Lebens ist.

Die chinesische Ernährungslehre, hierzulande bekannt als die Ernährung nach den Fünf Elementen, stellt die energetische Wirkung der Nahrungsmittel in den Vordergrund. Ihre Prinzipien können ganz einfach auch auf unsere Nahrungsmittel angewendet werden. Alle Zutaten werden nach ihren Eigenschaften und Geschmäckern eingeteilt. Jede Speise sollte mindestens drei Geschmacksrichtungen und Farben beinhalten, denn ein ausgewogenes Essen erfüllt alle Bedürfnisse.

Essen als Quelle von Qi und Blut

Unsere Körpermitte, jener Ort, wo die Verdauungsorgane liegen, verarbeitet unser Essen und Trinken in Qi und Blut, also Energie und Substanz. Unser Essen ist der Brennstoff unseres Körpers und kann zu einer ständigen Kraftquelle werden. Menge und Qualität der aufgenommenen Nahrung bestimmen unsere Vitalität und Leistungsfähigkeit.

Alle großen Heiler und Meister der chinesischen Medizin haben ein fundiertes Wissen über die Ernährung und können gut kochen. Akupunktur und Kräutermedizin haben meist nur dann den gewünschten Erfolg, wenn auch die Ernährung umgestellt wird. Daher ist die Ernährungsberatung ein wesentlicher Bestandteil ihrer Behandlung. Nach einer Diagnose (siehe Akupunktur) wird die Nahrung ganz individuell auf den Patienten abgestimmt, auf seinen momentanen Gesundheitszustand, sein Lebensalter, die Jahreszeit und wieviel er sich bewegt. Es werden Nahrungsmittel und Kochmethoden empfohlen, die seinen Heilungsprozess günstig beeinflussen, und es wird auch klar aufgezeigt, was er vermeiden sollte.

In diesem Buch möchten wir jedoch nicht auf diese therapeutische Anwendung der Ernährung eingehen, denn sie erfordert einen individuellen Befund, genauso wie eine Behandlung mit chinesischen oder westlichen Heilkräutern. Wenn du daran Interesse hast, suche einen erfahrenen TCM-Ernährungsberater auf. Hier haben wir ein paar allgemeingültige Empfehlungen zusammengetragen, die jedem guttun. Sie bilden die Basis im Alltag, bewahren die Gesundheit und bringen unausgewogene Körperfunktionen wieder ins Gleichgewicht.

Für viele Menschen ist es erstaunlich zu sehen, wieviel sich für sie verändert, wenn sie diese Empfehlungen eine Weile lang ausprobieren. Wer sich wie ein Durchschnittsdeutscher hauptsächlich von Brot und Fertiggerichten ernährt hat, wird bereits kurze Zeit nach der Ernährungsumstellung eine deutliche Verbesserung seines Energie- und Gesundheitszustands bemerken. Schon einfache Veränderungen, etwa ein warmes Frühstück, können das Wohlbefinden deutlich steigern und Unpässlichkeiten wie Blähungen, Völlegefühl oder Müdigkeit nach den Mahlzeiten lindern.

In unserer Ernährung braucht es ein gewaltiges Umdenken. Das tiefe Verständnis, dass Essen dazu da ist, uns gesund zu erhalten, ist in unserem

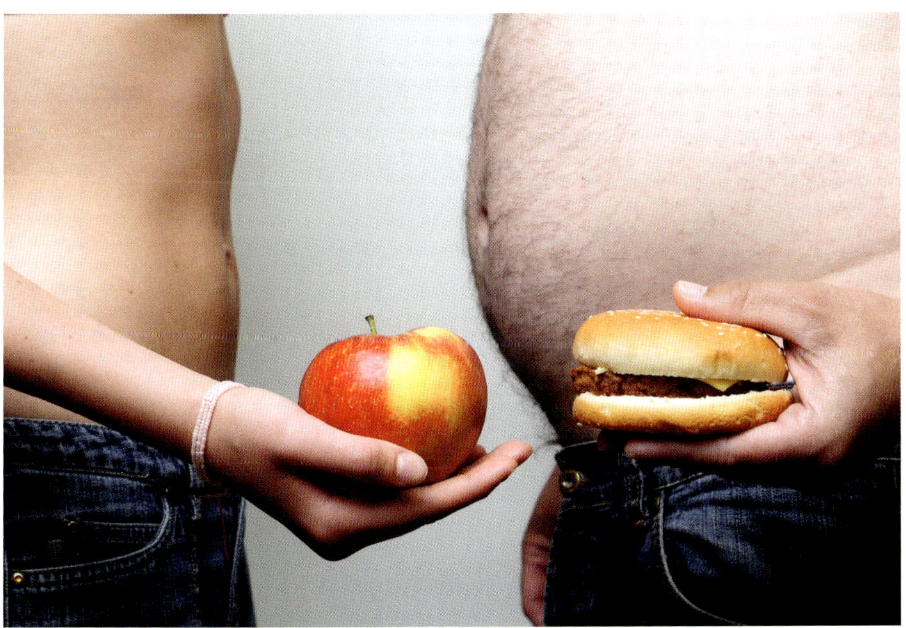

Kulturkreis fast vollständig verloren gegangen. Nahrungsaufnahme hat hierzulande oft nichts mit dem Stillen von Hunger zu tun, sondern mit der Befriedigung unserer emotionalen Bedürfnisse. Essen verkommt zu einer Ersatzbefriedigung, mit der wir uns von den täglichen Herausforderungen und Problemen ablenken und uns trösten, wenn unser Leben ansonsten nicht so erfüllend ist. Manchmal essen wir, um eine innere Leere zu füllen oder um unerwünschte Emotionen zu dämpfen.

Folgen einer falschen Ernährung

Der Hauptgrund, die Ernährung zu ändern, ist für viele nur das leidige Übergewicht. Die Ernährung hat jedoch Auswirkungen auf alle Bereiche unseres Lebens und darauf, wie wir uns fühlen: antriebslos, unkonzentriert, aufgebläht, schwer, verstopft und schwach – oder aber wach, präsent, vital, motiviert, konzentriert und klar. Essen kann uns Energie rauben und müde machen oder aber frisch und energiegeladen. Wenn wir »Qi-lose« Nahrung zu uns nehmen, brauchen die Verdauungsorgane all ihre Energie, um das Essen zu verdauen, anstatt daraus Energie zu gewinnen.

Essen geht häufig einher mit übertriebenen Idealen, Kontrolle, Verboten oder Belohnung, Verzicht und der Angst vor dem Zunehmen. Heutzutage ist ein Großteil der jungen Mädchen mit seinem Aussehen nicht zufrieden, hält sich für zu dick und hat schon einmal eine Diät ausprobiert. Das Zählen von Kalorien verhindert den Genuss und schneidet uns von unserem natürlichen Gespür für Hunger und Sättigung ab. Wenn wir beim Essen hauptsachlich daran denken, was wir nicht essen sollten, geht unsere Energie in den Kopf und fehlt im Verdauungstrakt.

Eine strenge Kontrolle im Essverhalten führt fast immer zu späterem Kontrollverlust und darüber hinaus zu Essattacken. Versuche daher nicht unbedingt eine Radikalkur, sondern verändere in kleinen Schritten deine Ernährungsgewohnheiten, die du dann aber eine Weile, mindestens einen Monat lang, konsequent ausprobieren solltest, um die positiven Auswirkungen in dir zu erfahren. Wenn du merkst, dass es dir guttut, dass du dich leichter und energiegeladener fühlst, hast du die nötige Motivation, diesen Weg fortzusetzen.

5 Tipps für eine starke Verdauung

Lass Essen deine Medizin sein und Medizin dein Essen.
Hippokrates

Iss langsam und genieße

Das Wichtigste an der ganzen Mahlzeit ist, dass sie schmeckt. Das bewusste Genießen ist der richtige Weg zur Gesundheit und auch zu einer guten Figur. Mahlzeiten, die wir begeistert verzehren, sind in der Regel bekömmlicher als die sogenannten »gesunden« Speisen, die wir mit langen Zähnen kauen. Es braucht eine neue Lust am Essen und eine positive Haltung den Speisen gegenüber.

Das intensive Genießen der Nahrung haben wir häufig verlernt. Viele Menschen nehmen sich für das Essen keine Zeit und schaufeln ihre Mahlzeiten in sich hinein. Diese Art, etwas hastig zwischen Tür und Angel zu verschlingen, vielleicht sogar im Stehen oder Gehen, führt oft dazu, dass wir uns zu viel einverleiben, auch weil wir das Sättigungsgefühl gar nicht mehr bewusst wahrnehmen. Das geschieht ebenfalls, wenn wir immer »nebenbei« naschen: den Müsliriegel beim Checken unserer Nachrichten auf dem Smartphone oder die Chips beim Fernsehen.

Weniger konsumieren, mehr genießen

Genuss kann man wieder lernen, und das bedeutet vor allem langsamer zu essen. Nimm dir zum Essen Zeit und lasse dich dabei nicht ablenken. Führe die Gabel bewusst zum Mund. Lege sie nach jedem Bissen wieder ab und nimm sie erst wieder auf, wenn du das Gekaute runtergeschluckt hast. Speichle das Essen gut ein. Gründliches Kauen lenkt unsere Aufmerksamkeit auf den Moment und weckt die Sinne. Ein mit basischem Mundspeichel gut vermengter und zerkleinerter Speisebrei erleichtert dem Magen seine Arbeit und gibt die Nährstoffe besser frei.

Wähle für deine Mahlzeiten eine harmonische Atmosphäre und geniesse sie in angenehmer Gesellschaft oder allein. Der Mittagstisch sollte kein Ort sein für Kindererziehung, Streitgespräche oder schwierige geschäftliche Besprechungen. Ein stressiges Umfeld entzieht dem Verdauungsapparat Kraft und Energie.

Iss und trink warm

Verdauung wird in der chinesischen Medizin mit einem alchemistischen Kochvorgang verglichen, bei dem das Essen in essenzielle Bestandteile umgewandelt wird, die dann vom Körper aufgenommen werden können. Dafür braucht es vor allem Wärme, das »Verdauungsfeuer«, das die aufgenommene Nahrung rasch und effizient «verbrennt« und in Energie und Blut umwandelt.

Gekochte Speisen unterstützen das Verdauungsfeuer. Sie schenken nicht nur ein wohliges Wärmegefühl, sondern sind auch bekömmlich. Warmes Essen erspart deinem Magen die Arbeit, die er aufwenden muss, um die aufgenommene Nahrung zum Aufspalten zu erwärmen. Hingegen Rohes von Kühlschrank- oder Zimmertemperatur auf Körpertemperatur zu erwärmen, bedeutet für ihn eine gewaltige Kraftanstrengung. Damit ist er häufig überfordert. Unser Verdauungsfeuer nimmt ab, wenn wir regelmäßig kalte Speisen, Joghurt oder Salat zu uns nehmen.

Vitamine oder Energie?

In der chinesischen Ernährung ist es nicht in erster Linie wichtig, was dem Körper zugeführt wird, sondern ob er auch in der Lage ist, es zu verar-

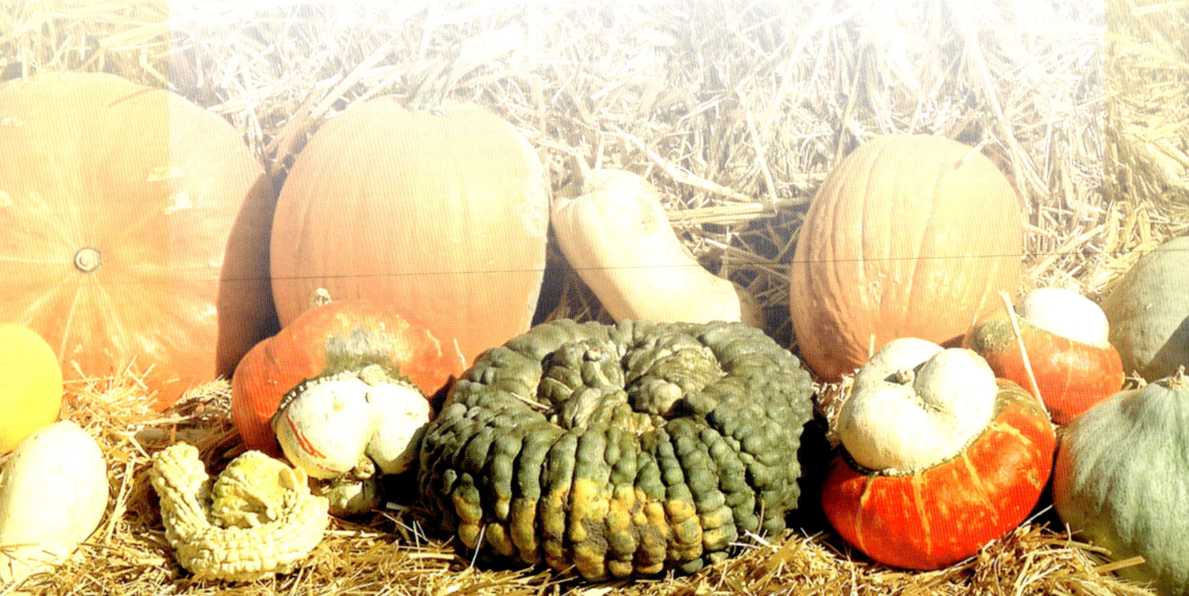

beiten. Die vitaminreichste Nahrung nützt nur dann, wenn sie verwertet werden kann. Wenn der Stoffwechsel zu schwach ist, sie aufzunehmen, werden die kostbaren Inhaltsstoffe unverdaut wieder ausgeschieden. Einer warmen, gut verträglichen Speise kann der Körper viel mehr kostbare Bestandteile entziehen als einem kalten Salat. Die wegen ihrer Inhaltsstoffe hoch gelobten und in Mode gekommenen Smoothies aus Salat und Früchten sind für viele Menschen schwer verdaulich. Das gilt auch für das morgendliche »gesunde« Müsli aus rohen Getreideflocken, Milch oder Joghurt und Obst.

Die Zufuhr von Nahrungsmitteln aufgrund von einzelnen Bestandteilen oder die unbedachte Einnahme von Vitaminen hat oft nicht nur keinen Erfolg, sondern kann sich sogar negativ auf die Gesundheit auswirken. Das bei Erkältungskrankheiten stets hochgelobte Vitamin C in Südfrüchten kühlt den Körper stark ab und macht ihn dadurch eher anfällig gegenüber grippalen Infekten. Dabei würde uns unser gesunder Menschenverstand schon das Richtige wählen lassen und an einem kühlen Herbsttag lieber zu einem heißen Ingwertee als zu einem frisch gepressten Orangensaft greifen lassen. Der befürchtete Verlust von Vitaminen in gekochten Speisen kann durch frische Kräuter und kleine milchsauer vergorene Beilagen ganz leicht ausgeglichen werden.

Esse und trinke so oft wie möglich warm. Besonders in der zweiten Lebenshälfte, wenn wir nicht mehr in einem energetischen Überschuss leben, wird Rohes schwer verdaulich, und als Folge treten Völlegefühl,

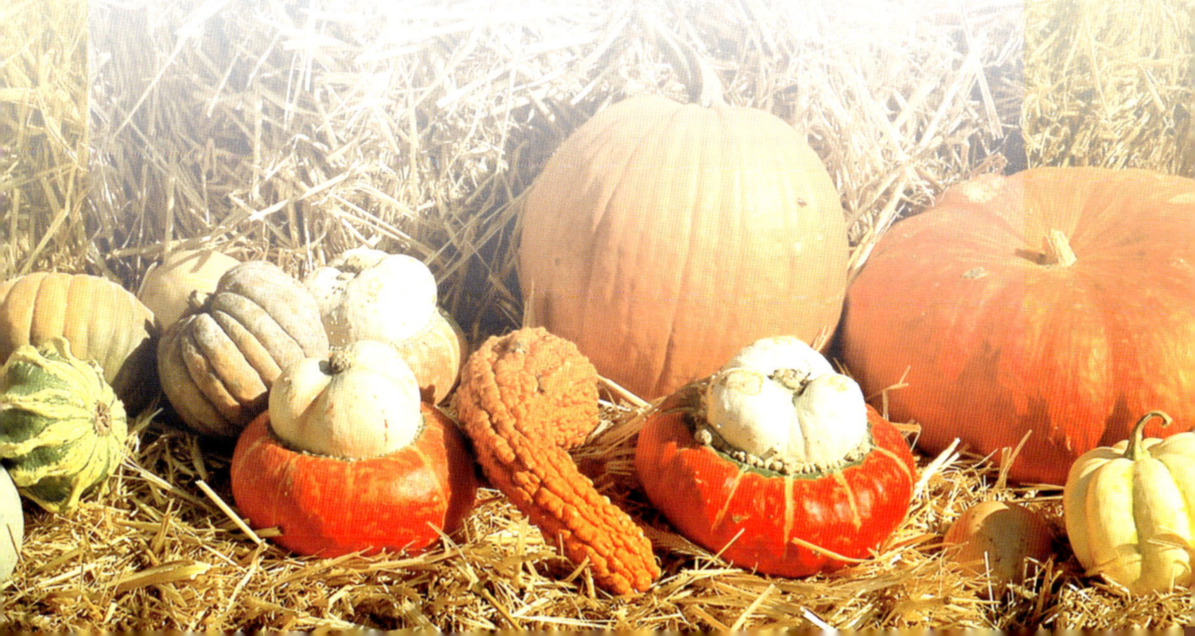

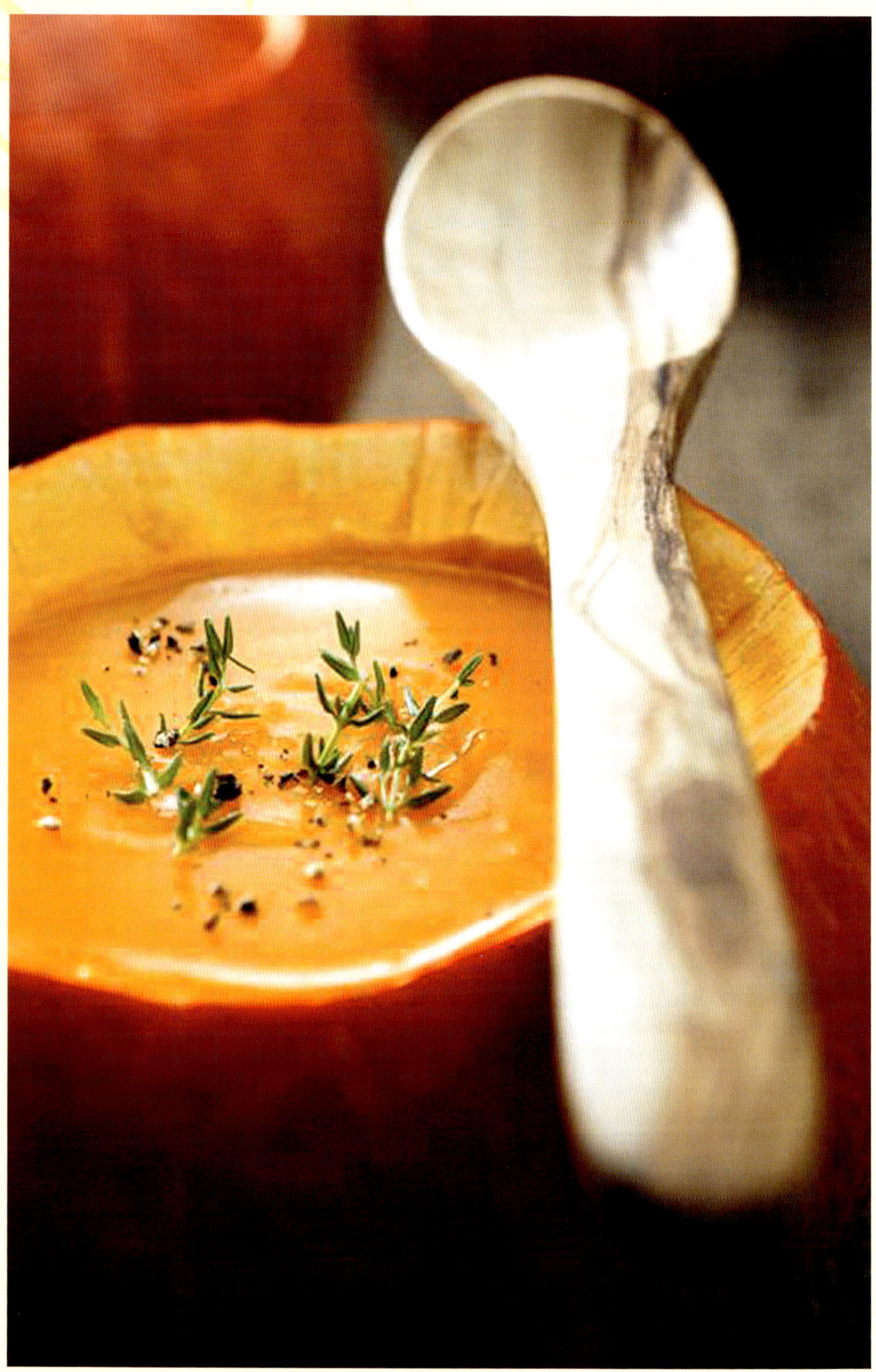

Müdigkeit nach den Mahlzeiten und Blähungen häufiger auf.

Auch kalte Getränke haben eine nachteilige Wirkung auf die Verdauung. Diätexperten sprechen häufig die Empfehlung aus, ein bis zwei Liter Flüssigkeit am Tag zu trinken, was meist durch kaltes Mineralwasser gedeckt wird. Dessen abkühlende Wirkung ist jedoch eher schädlich für das Verdauungsfeuer. Trinke vor allem unmittelbar vor oder während einer Mahlzeit nichts Kaltes, sonst ist der Magen erst einmal damit beschäftigt, die Flüssigkeit zu erwärmen, und kann nicht gleich mit der Verdauung beginnen. Trinke zwischen den Mahlzeiten, am besten warmes Wasser.

Frühstücke wie ein König ...

Das alte deutsche Sprichwort »Frühstücke wie ein König, speise mittags wie ein Bürger und abends wie ein Bettelmann« gilt auch im Reich der Mitte. Es wird durch die chinesische »Organuhr«* bestätigt. Laut der Organuhr hat der Magen seine beste Zeit zwischen 7 und 9 Uhr morgens. Dann vefügt er über die größte Verdauungs- und Umwandlungskraft, weswegen es ideal ist, in dieser Zeit »wie ein König« zu frühstücken. Andererseits steht ihm abends zwischen 19 und 21 Uhr die wenigste Energie zur Verfügung. Hier sollte dementsprechend nur eine kleine, leichte Mahlzeit eingenommen werden, ein Abendessen »wie für einen Bettelmann«.

Ein warmes, gekochtes Frühstück gewährleistet einen kraftvollen Start in den Tag. Wer jedoch morgens gar nichts isst, vielleicht weil er abends zu viel gespeist hat oder meint, dadurch abnehmen zu können, beansprucht schon gleich in der Früh seine Energiereserven. Das ist besonders fatal bei Schulkindern, die sich ohne Frühstück verschlafen auf den Weg machen und sich auf der Schulbank nicht konzentrieren können. Mit einem hungrigen Bauch kann man nicht lernen.

---

* Die Organuhr zeigt den Zeitraum an, in dem einem Organ die meiste Energie zur Verfügung steht. Im Verlauf von 24 Stunden gibt es für jedes der zwölf Organe eine zweistündige energetische Hochphase. Zwölf Stunden später hat es die geringste Energie. In ihrer Hauptaktivitätsphase können die Organe ihre Aufgaben optimal erfüllen, in ihrer schwächsten Zeit fehlt ihnen die nötige Kraft dafür. Die Organuhrzeiten können erklären, warum wir uns zu bestimmten Zeiten des Tages besonders energiegeladen und wach oder aber schwach und müde fühlen.

Die Hauptmahlzeiten des Tages

Zum Frühstück und Mittagsessen esse gut und genug. Diese beiden Hauptmahlzeiten stellen dir die Kraft für den ganzen Tag zur Verfügung. Nach einem leichten, nicht zu späten Abendessen, das am besten aus einer warmen Suppe mit wenig Kohlenhydraten besteht, esse nichts mehr. So können sich die Verdauungsorgane nachts ausruhen. Wenn du dann am nächsten Morgen aufwachst, wirst du dich schon auf ein üppiges Frühstück freuen.

Das bedeutet oft eine große Umstellung. Für viele Menschen ist ein umfangreiches Abendessen die Belohnung für einen stressigen Arbeitstag. Und weil sie abends üppig gespeist haben, verspüren sie morgens keinen Hunger. Spätes Essen führt oft zu Nahrungsstagnation, der Speisebrei bleibt zu lange im Verdauungstrakt. Das kann Völlegefühl, Schlafstörungen, schlechten Mundgeruch am nächsten Morgen und mit der Zeit Gewichtsprobleme verursachen. Eine ausgiebige Spätmahlzeit oder die Chips vor dem Fernseher sollten daher die Ausnahme sein.

Unser Verdauungstrakt liebt Pausen zwischen den Mahlzeiten und regelmäßiges Essen. Soweit es dir möglich ist, beschränke dich auf drei Hauptmahlzeiten. Dadurch ist die Verdauung abgeschlossen, bevor das nächste Essen nachkommt. Durch regelmäßige Mahlzeiten kann sich dein Körper auf dich verlassen und weiß, wann er sein Essen bekommt. Viele Menschen planen jedoch keine festen Mahlzeiten in ihren Tagesablauf ein, hören nicht auf ihren knurrenden Magen oder essen schnell ein Joghurt oder einen Müsliriegel, um ihren größten Hunger zu stillen. Wird die Verdauung aber durch häufige kleine Häppchen unterbrochen, kann die Nahrung nicht optimal verarbeitet werden. Sind die Abstände zwischen den Mahlzeiten jedoch zu lang, sinkt der Energielevel. Unregelmäßiges Essen macht eher dick: wenn der Körper nie weiß, wann es wieder etwas gibt, speichert er sicherheitshalber alles ein.

Iss, was dir bekommt

Achte nach jeder Mahlzeit darauf, wie du dich fühlst. Wenn es dir danach richtig gut geht, du unbelastet und vital bist, war sie richtig für dich. Fühlst du dich hinterher jedoch müde, schwer und unkonzentriert, und es entstehen Völlegefühl oder Blähungen, hat sie dir nicht gutgetan.

Dieses feine Gespür für die eigene richtige Ernährung wird häufig überdeckt durch die Fülle von Informationen zu diesem Thema, die oft widersprüchlich und verwirrend sind. Gerade die Menschen, die gesundheitsbewusster leben möchten, lassen sich oft mehr durch Fehlinformationen über Nahrungsmittel und ihre Inhaltsstoffe leiten als durch das Gefühl, das diese Speisen in ihrem Bauch hinterlassen.

Viele Lebensmittel werden im westlichen Verständnis aufgrund ihrer Inhaltsstoffe als »gesund« deklariert. Viel wichtiger dagegen ist zu erkennen, was *mir* guttut. Auch die Werbung in Zeitschriften oder im Fernsehen trägt dazu bei, den eigenen, natürlichen Instinkt zu überhören: Niemand würde normalerweise auf die Idee kommen, im kalten Winter ein abkühlendes Joghurt (actimel!) zu essen, um seine Abwehr zu stärken. So eine Reklame ist nicht nur dumm, sondern auch fahrlässig.

Natürlicher Instinkt oder schlechte Gewohnheit?

Nicht nur das fehlende Wissen über die Wirkung von Nahrungsmitteln lässt uns zu den falschen Speisen greifen, sondern auch schlechte Gewohnheiten und Konditionierungen. Je mehr wir in unserer Mitte ruhen, desto deutlicher erkennen wir, was uns bekommt. Je weiter wir uns aber von unserer Mitte entfernen, desto geringer ist unser Körperbewusstsein, und umso weniger können wir unserem Instinkt vertrauen. Ein Großteil der Menschen ernährt sich *instinktiv* falsch. Der natürliche Impuls, das Richtige zu essen, wird überdeckt von gewohnheitsmäßigen Gelüsten.

Unser Körperbewusstsein lässt sich jedoch schulen. Das Lauschen auf unsere wahren Bedürfnisse können wir erlernen, so dass wir dann all das Ernährungswissen mit unseren eigenen Erfahrungen abgleichen können und unsere eigene gesunde Ernährung finden.

Reduziere und vermeide ...

Meist beginnt ein Sichhinwenden zu einer gesünderen Ernährung mit dem Einschränken oder Weglassen von bestimmten Nahrungsmitteln, die den Gesundheitszustand negativ beeinflussen. Das gilt ganz besonders für Fast Food, Fertiggerichte, Lebensmittel mit künstlichen Zusätzen wie Konser-

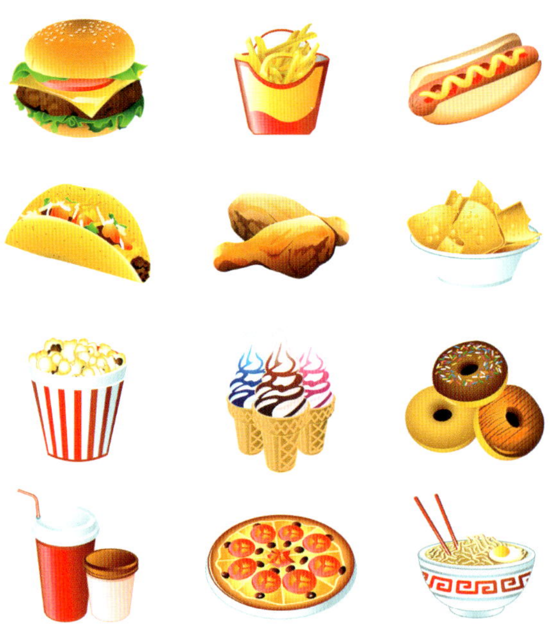

vierungsmittel und Geschmacksverstärker, für denaturierte Nahrungsmittel, die bestrahlt wurden, Tiefgefrorenes oder in der Mikrowelle erhitzte Nahrung, das übermäßig viele »tägliche« Brot und natürlich Zucker.

Alles was wir essen, muss unser Körper verarbeiten, aufnehmen und auch wieder loswerden. Aus der Nahrung gewinnen wir Energie, aber wir brauchen auch Qi für ihre Aufspaltung und Umwandlung. Die eben erwähnten Fertigprodukte haben eine schlechte Energiebilanz: Der Prozess des Verarbeitens verbraucht mehr Energie als er erschafft. Sie verweilen bei der Verdauung zu lange im Darm und verursachen dort Fäulnisprozesse. Es kostet den Körper viel Kraft, sie aufzuspalten, daher machen solche Mahlzeiten meist müde.

Industriell erzeugte Nahrungsmittel sind inzwischen die Hauptnahrungsquelle der Deutschen und meist von unterirdischer Qualität. Nach so einer Mahlzeit ist zwar das Hungergefühl vorrübergehend verschwunden, aber der Bauch ist einfach nur voll und gebläht. Mit einem wohligen, zufriedenen Sättigungsgefühl hat das nichts zu tun. Der Körper wird mit »toten« Nahrungsmitteln überschwemmt, denen die essenziellen Bestandteile fehlen.

Nicht nur in der eigenen Küche, sondern auch in Restaurants und Kantinen ist es inzwischen weit verbreitet, Tiefkühlkost zu verwenden und sie in einer Mikrowelle zuzubereiten. Tiefkühlkost hat zwar Vitamine, aber kaum Energie. Ihr regelmäßiger Verzehr führt zu Verdauungsbeschwerden. In der Mikrowelle zubereitete Nahrung entzieht dem Körper Energie und führt auf Dauer zu Erschöpfung. Das ist sicher einer der Gründe, weshalb sich viele Berufstätige nach so einer saft- und kraftlosen Mahlzeit müde und schlapp fühlen. Das gilt ebenso für den übermäßigen Verzehr von Brot, denn es ist schwer verdaulich und fördert Übergewicht. Und die schädliche Wirkung von Zucker ist auch hierzulande hinlänglich bekannt.

Je älter wir werden, desto deutlicher zeigen sich die negativen Auswirkungen von schlechter Ernährung und Essgewohnheiten. Der Energieüberschuss, mit dem ein Jugendlicher seinen Big Mac verdauen kann – der Körper ist noch so stark, dass er selbst mit massiven Ernährungsfehlern eine Weile lang umgehen kann – wird mit jedem Lebensjahr weniger.

FRAGEN ZUR VIERTEN STUFE DES HEILENS

- Hast du ein gutes Gefühl zu deiner Ernährung?
- Bist du hungrig, wenn du etwas isst, oder lassen dich andere Bedürfnisse zu bestimmten Speisen greifen, wie etwa der Wunsch, dich zu belohnen oder zu trösten?
- Bist du zufrieden mit deinem Körpergewicht?
- Wie viele Mahlzeiten inklusive Snacks nimmst du täglich zu dir?
- Fühlst du dich manchmal müde, voll oder aufgebläht nach einer Mahlzeit? Kommt das nach bestimmten Gerichten oder Zutaten häufiger vor?
- Bevor du etwas an deiner Ernährung veränderst, schreibe drei Tage *alles* auf, was du isst und trinkst, führe Buch über Esszeiten und -menge, zum Beispiel 11 Uhr ein Fruchtjoghurt, 13 Uhr ein Müsliriegel und ein Mineralwasser ... Nach drei Tagen studiere diese Zettel genau und schaue, was du verändern kannst und möchtest. Vielleicht kannst du mehrere Zwischenmahlzeiten durch eine Hauptmahlzeit ersetzen oder 15 Minuten früher aufstehen und dir ein warmes Frühstück bereiten.

ERFORSCHUNG

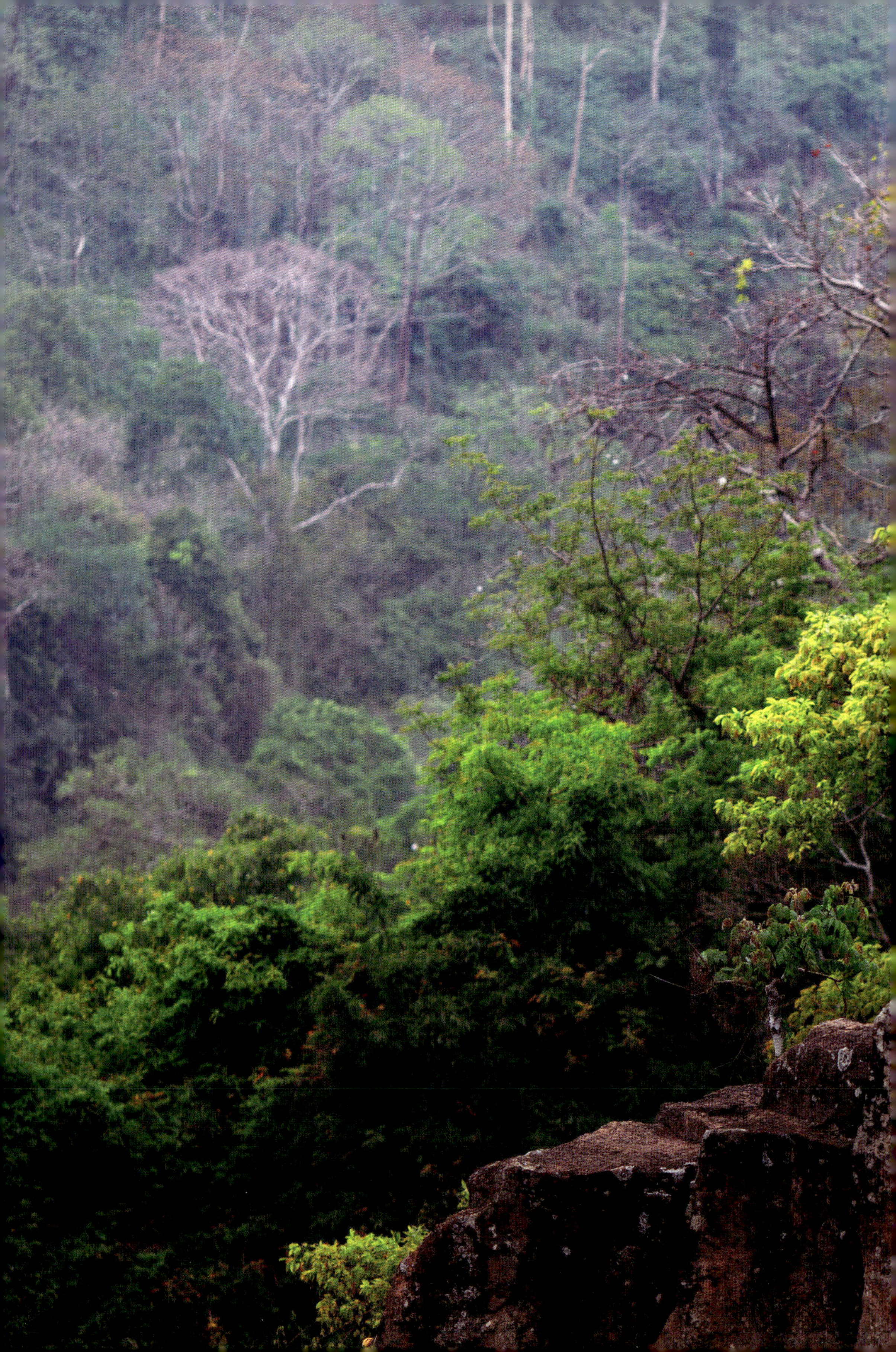

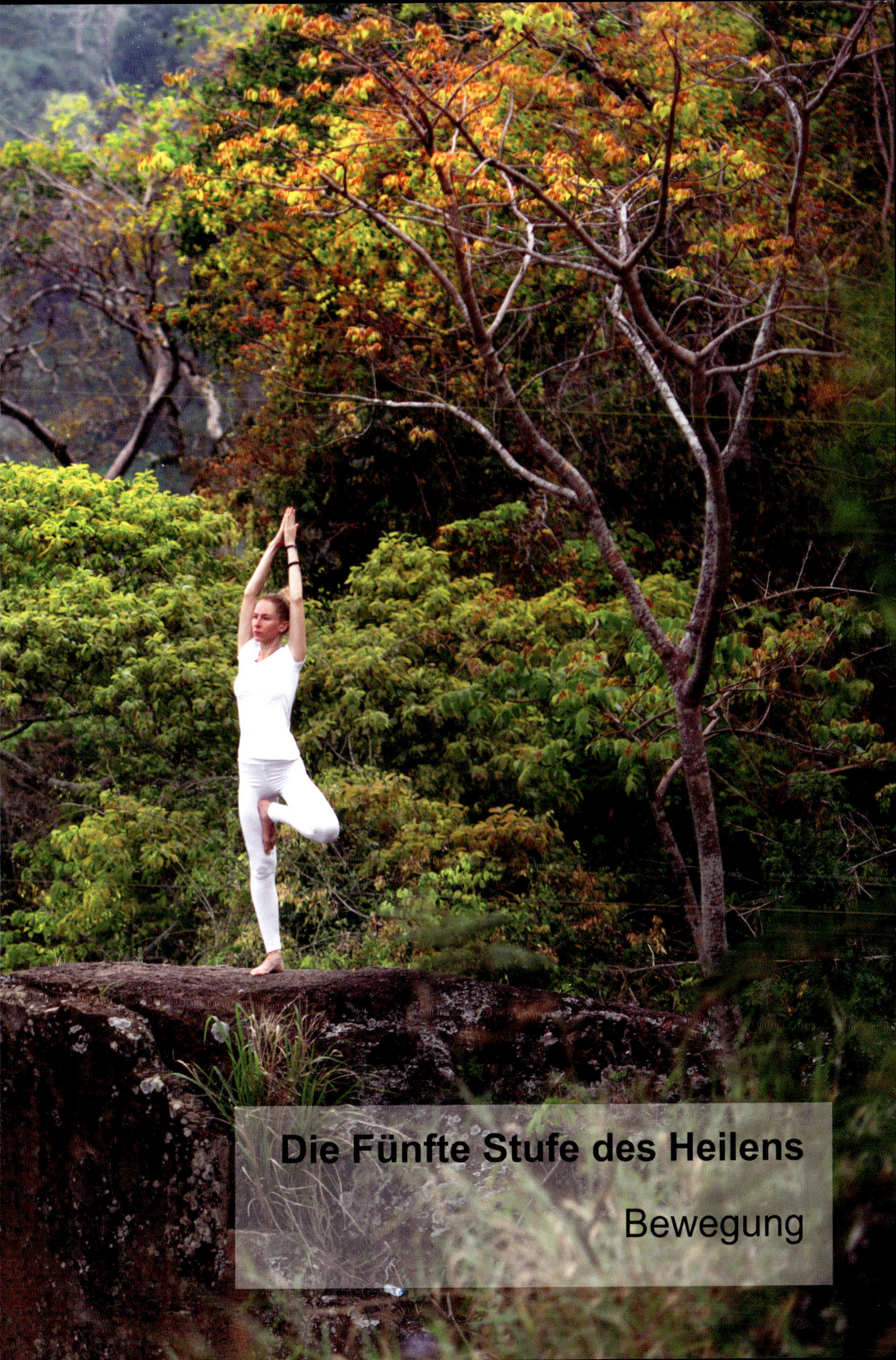
Die Fünfte Stufe des Heilens
Bewegung

Fließendes Wasser fault nicht, Türangeln rosten nicht.
Das kommt von der Bewegung.
Lü Bu We, chinesischer Philosoph

Die Menschen bewegen sich in der heutigen Zeit immer weniger. Für das moderne Leben brauchen wir unseren Körper kaum noch. Waschmaschinen, Supermärkte, Heizungen haben unseren Lebensstil so verändert, dass wir weder Holzhacken, Wäsche waschen noch Gemüse anbauen müssen. Zur Fortbewegung benutzen wir selbst für kurze Strecken das Auto, die Rolltreppe oder den Fahrstuhl. All diese neuzeitlichen Annehmlichkeiten machen uns bequem.

Die Folge davon ist, dass unser Körper nicht ausgelastet wird. Mangelnde körperliche Bewegung führt zu physischer Schwäche, der Atem wird flacher, die Muskeln verkümmern und der Energielevel sinkt. Häufig fällt es uns schon schwer, das Gewicht unseres Körpers im Stehen oder Sitzen aufrecht zu halten. Die Hauptursache für Schmerzen im unteren Rücken sind schwache und verspannte Rückenmuskeln.

Durch mangelnde Flexibilität und einseitige Belastung der Muskeln und Sehnen werden auch die Gelenke in Mitleidenschaft gezogen. Eine fehlende körperliche Auslastung verursacht zudem eine zu geringe Zirkulation des Blutes, wobei die im Blut enthaltenen Nährstoffe und der Sauerstoff nicht ausreichend die Zellen erreichen. Die Abfallprodukte des Zellstoffwechsels werden ungenügend abtransportiert und ausgeschieden.

Den Körper fordern

Wir müssen unseren Körper fordern, wenn er gesund bleiben, sich entwickeln und voll entfalten soll. Tägliche Bewegung ist daher eine wichtige Voraussetzung für die Erhaltung oder Wiedererlangung der Gesundheit. Ein angemessenes Trainingsprogramm kann jederzeit begonnen werden. Fange auf der Ebene der dir zur Verfügung stehenden Kräfte an. Berücksichtige dabei dein Alter, deinen Gesundheitszustand und deine körperliche Konstitution. Die regelmäßige Übungspraxis ist ein Geschenk an dich selbst, die Zeit gehört dir allein. Sie gibt dir eine neugierige Lust, dich und deinen Körper immer wieder neu zu entdecken, zu stärken und zu unterstützen.

Doch bei jedem Training gilt es, das richtige Maß zu finden: sich zu fordern, aber auch die eigene Belastungsgrenze zu beachten. Überanstrengung führt zu Schmerzen und schränkt den Fluss der Lebensenergie ein. Gesundheit erfordert eine Balance zwischen Aktivität und Anstrengung auf

REGELMÄSSIGE MODERATE BEWEGUNG

- hält den Körper geschmeidig, verbessert die Beweglichkeit der Gelenke, dehnt und stärkt Muskeln und Sehnen und fördert die Flexibilität der Wirbelsäule
- verankert dich im Körper, vertieft dein Körperbewusstsein und das Gespür für deine Bedürfnisse
- trainiert das Herz, bringt den Kreislauf in Schwung, fördert die Blutzirkulation, verbessert Kondition und Ausdauer
- vertieft die Atmung und vermehrt die Aufnahme von Sauerstoff
- fördert einen harmonischen Fluss der Lebensenergie
- verbessert den Allgemeinzustand, belebt den ganzen Körper, verbessert die Körperhaltung
- aktiviert den Stoffwechsel, regt die Funktion der inneren Organe und die Darmtätigkeit an
- stärkt die Immunabwehr – wer regelmäßig trainiert, ist weniger anfällig und erholt sich oft schneller
- lindert Übersäuerung durch das vermehrte Ausatmen; wenn Bewegung zu leichtem Schwitzen führt, werden Schlackenstoffe über die Haut ausgeschieden
- verbessert die Leistungsfähigkeit des Gehirns, verringert Müdigkeit
- reduziert Übergewicht
- baut emotionale und nervöse Spannung ab, reduziert Stress, lässt dich »Dampf ablassen«
- verlangsamt den Alterungsprozess
- erzeugt ein Gefühl des Wohlbefindens, fördert die Ausschüttung von Glückshormonen (Endorphinen)
- ist eine gute Möglichkeit, mit dir selbst zu sein – deinem Körper, deiner Atmung, deinen Gefühlen und Gedanken

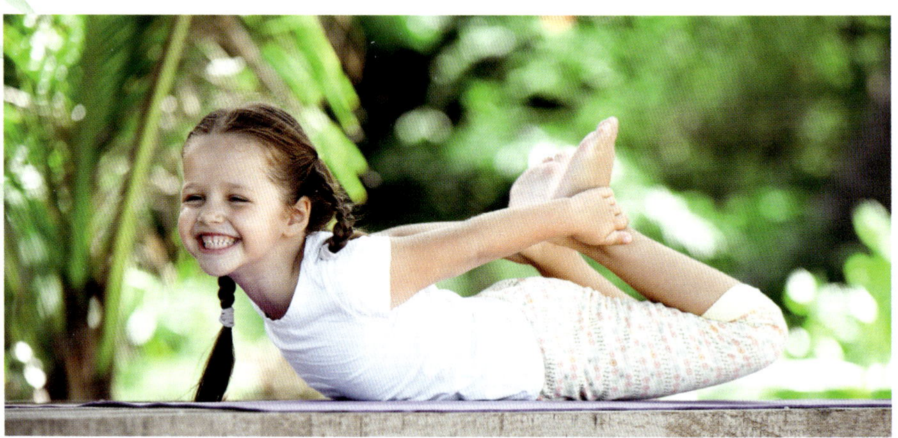

der einen Seite und Ruhe und Entspannung auf der anderen. Wenn wir uns zu hart antreiben, kann das dazu führen, dass wir uns hinterher angeschlagen oder erschöpft fühlen. Es ist wichtig, in uns hineinzuhören, um ein Gefühl dafür zu entwickeln, wieviel Bewegung uns guttut.

Nimm deinen Körper wahr und achte auf seine Rückmeldungen. Finde ein Trainingsprogramm, das dich herausfordert, aber dir auch Freude bereitet, so dass du dranbleiben magst und es keineswegs zu einer ungeliebten Pflicht wird. Körperübungen müssen nicht unbedingt hart und schwierig sein. Nach einer Weile regelmäßiger Praxis gehören Übungen ganz selbstverständlich zum Tagesablauf. Das gute Körpergefühl, das sich dadurch einstellt, ist der Treibstoff, der dich motiviert, weiterzumachen.

Im traditionellen Modell der Sieben Stufen des Heilens sind mit »Bewegung« Qi Gong und Tai Chi gemeint. Es handelt sich dabei um meditative, fließende Atem- und Bewegungsübungen, die die Lebensenergie kultivieren, bewegen und bewahren. Sie dienen der Selbstheilung, können das seelische und körperliche Gleichgewicht fördern und bis ins hohe Alter praktiziert werden.

Wir möchten hier jedoch alle Bewegungsarten einschließen, von Spaziergängen an frischer Luft, dem herz- und kreislaufanregenden Wandern, Schwimmen, Tanzen oder Fahrradfahren bis hin zu Übungen, die Meridiane und Faszien dehnen wie Gymnastik oder Yoga. Regelmäßiges, möglichst tägliches Training in Maßen hält fit, ohne zu einer Überlastung zu führen.*

* In vielen unserer Bücher und Büchlein haben wir Übungsreihen beschrieben, die einfach durchzuführen und doch sehr wirkungsvoll sind.

FRAGEN ZUR FÜNFTEN STUFE DES HEILENS

- Hast du das Gefühl, dich genug zu bewegen? Fühlst du dich körperlich ausgelastet, wenn du abends zu Bett gehst?
- Bewegst du dich regelmäßig oder folgst du eher der Stimme deines inneren Schweinehunds, der dich zu Bequemlichkeit verführt?
- Welche Bewegung bereitet dir Freude?
- Fühlst du dich nach einem intensiven Übungsprogramm wach und zufrieden oder erschöpft und ausgelaugt? Wenn das der Fall ist, solltest du auf keinen Fall anstrengende Sportarten auswählen, bei denen du ins Schwitzen gerätst, sondern mit einem behutsamen Trainingsprogramm beginnen und ruhige Übungen wie beim Qi Gong oder Tai Chi bevorzugen.

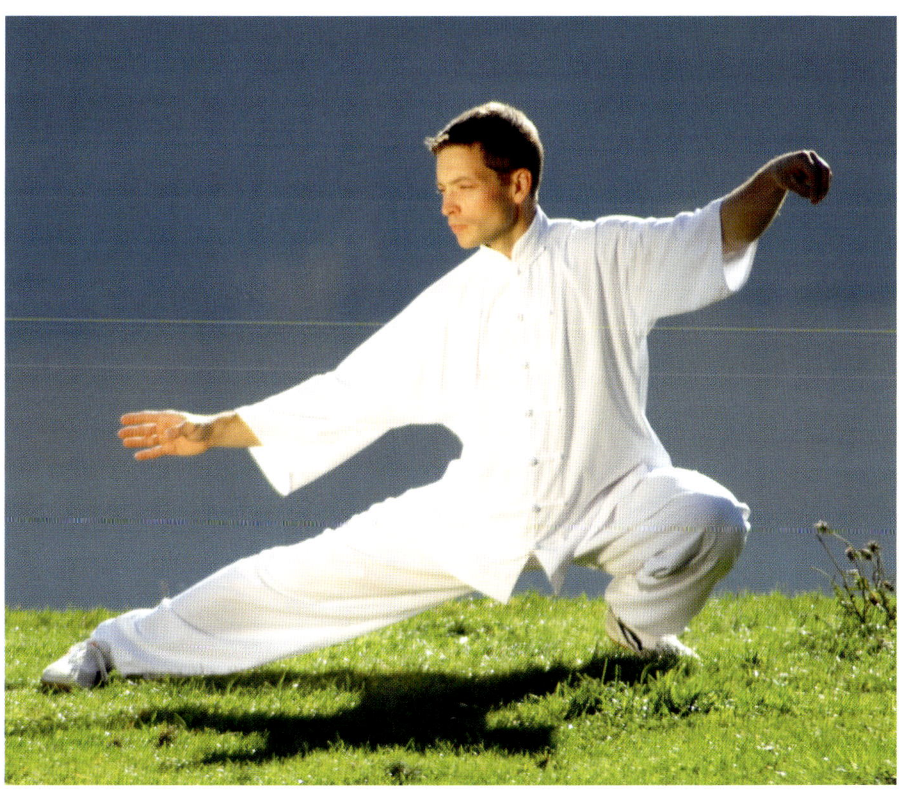

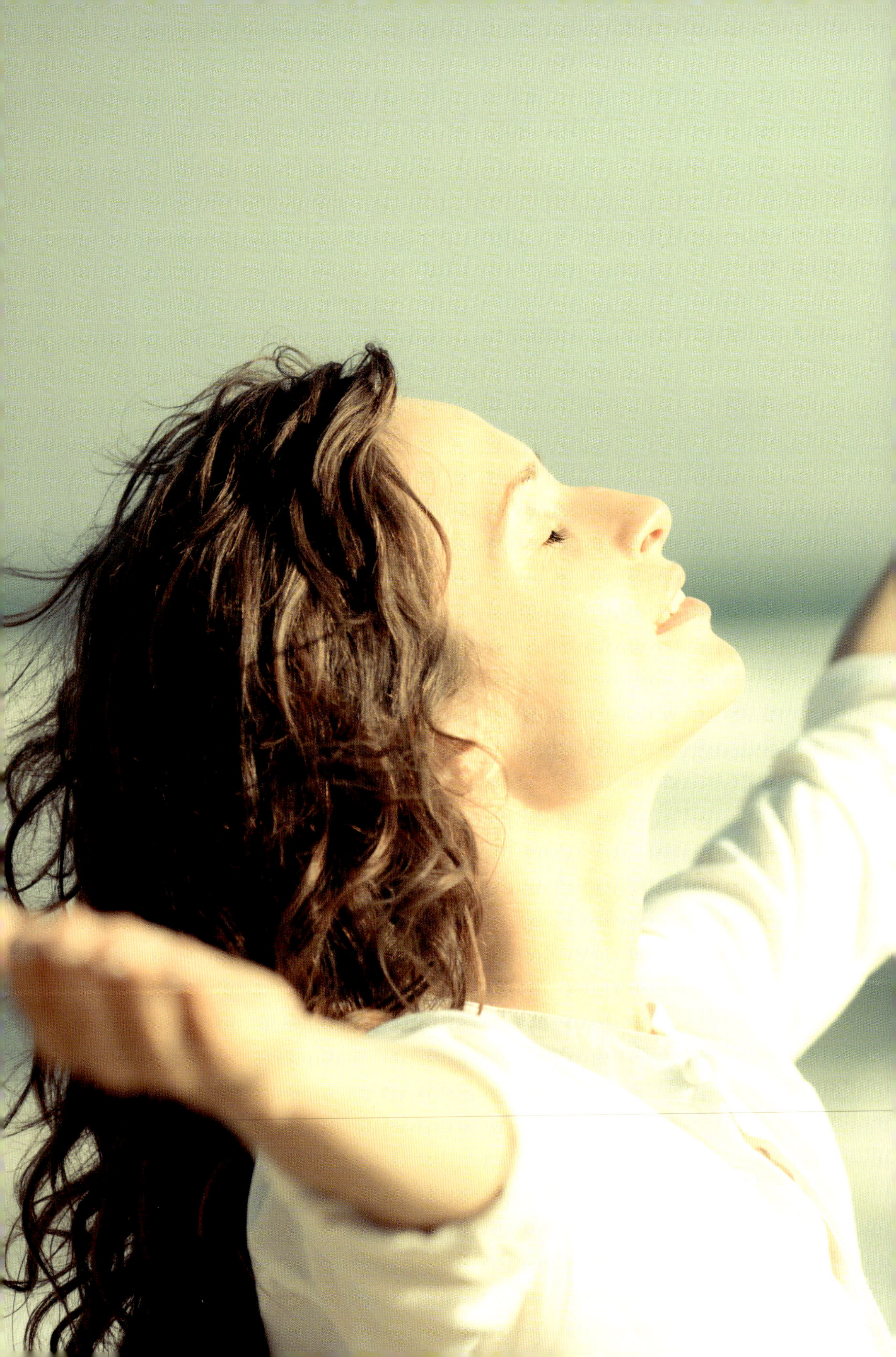

Die Sechste Stufe des Heilens

Atmung

Mit jedem Atemzug atmest du das Leben ein und den Tod aus.
Osho

Unser ganzes Leben lang atmen wir – vom ersten Atemzug nach der Geburt bis zu dem Moment des Sterbens, in dem wir den letzten Atem aushauchen. Neben der Ernährung ist die Atmung, über die wir das »Himmlische Qi« aufnehmen, die zweite Quelle der nachgeburtlichen Energie. Sie versorgt alle Zellen nicht nur mit Sauerstoff, sondern auch mit Qi. Mit jedem Atemzug weht eine feine Brise, ein Hauch von Lebensenergie durch die Meridiane.

Atem ist Leben

Regelmäßige Atemübungen können den Körper buchstäblich wiederbeleben und eine ungeheure Energie freisetzen. Die gesündeste Art zu atmen ist gleichmäßig, ruhig, tief und entspannt durch die Nase. Sie bezieht Brustkorb und Bauch mit ein. Wenn sich der Bauch beim Einatmen füllt und nach vorne wölbt, wird das Zwerchfell nach unten gezogen und Luft strömt in die Lungen. Der Körper braucht ein Gleichgewicht von Aufnehmen und Ausscheiden. Jedes Einatmen schenkt uns Kraft, jedes Ausatmen Entspannung.

Unsere Atmung ist durch unsere moderne Lebensweise, vor allem das viele Sitzen, häufig flach und eingeschränkt. Der Bauch drückt dabei von unten gegen die Lungen. Der von vielen Gedanken »schwere« Kopf und Verspannungen in Schultern und oberem Rücken verhindern, dass sich der Oberkörper richtig ausdehnen und die Atmung sich auch nach oben und nach hinten frei entfalten kann.

Hinzu kommt, dass viele Menschen nur sehr wenig frische Luft bekommen, denn sie verbringen einen Großteil ihrer Zeit in geschlossenen Räumen oder Verkehrsmitteln. Hier ist die Luft oft abgestanden und ausgetrocknet, besonders wenn sie von einer Klimaanlage aufbereitet wird. Auch der Aufenthalt in Großstädten mit all den Autoabgasen führt dazu, dass wir nicht ausreichend mit dem Lebenselixier Sauerstoff versorgt werden. Hinzu kommt die Verarbeitung von immer mehr synthetischen Materialien bei Kleidung, beim Hausbau und in Möbeln, die die Aufnahme der

Lebensenergie über die Atmung und die Haut beeinträchtigen.

Wenn wir uns nicht gerade aktiv bewegen, gebrauchen wir meist nur einen kleinen Teil unserer möglichen Atemkapazität. Wir verweigern uns selbst die direkt vor unserer Nase liegende »Luft zum Leben«. Es ist, als würde der Atem in uns stehen bleiben, so wie abgestandene Luft in einem

EINE VOLLE, TIEFE, GLEICHMÄSSIGE, BEWUSSTE ATMUNG

- ist das beste Werkzeug, um den Körper neu zu beleben
- schenkt Frische, Lebendigkeit und Kraft
- wirkt verjüngend, lässt uns wie neugeboren fühlen
- regt den Kreislauf an
- stimuliert den freien Fluss der Lebensenergie
- regt alle Zellen an, entgiftet sie und hilft ihnen, sich schneller zu regenerieren
- löst sowohl körperliche als auch geistige Schlacken und scheidet sie aus
- kräftigt die Atmungsorgane und löst Spannungen im Brustkorb
- massiert die Verdauungsorgane durch das rhythmische Ausdehnen und Zusammenziehen des Zwerchfells
- verbessert die Darmbewegung und beugt so einer Neigung zur Verstopfung vor
- sorgt für ein kraftvolles Immunsystem, aktiviert die Selbstheilungskräfte
- stärkt die Stimmbänder und verleiht unserer Stimme Kraft und Ausdruck
- wirkt stabilisierend und zentrierend – die Bauchatmung verlagert den Schwerpunkt im Körper nach unten
- fördert Entspannung und körperliches Wohlbefinden
- besänftigt die Emotionen, bringt Harmonie in unser Leben
- beruhigt den Geist, fördert inneren Frieden und Gelassenheit
- heitert auf, fördert eine zuversichtliche Einstellung zum Leben
- ist ein Schlüssel zur Meditation – wir wenden uns dem zu, was im Moment geschieht

schlecht belüfteten Raum. Dadurch nutzen wir nur einen Teil der Lebenskraft, die uns so reichlich umgibt. Als Folge steht uns ein Energieniveau zur Verfügung, das beträchtlich unter unseren Möglichkeiten liegt. Mit einer oberflächlichen Atmung verringert sich das Konzentrationsvermögen. Alle körperlichen Funktionen sind reduziert und arbeiten auf Sparflamme. Wer schon einmal eine Bronchitis oder eine Erkrankung der Lungen hatte, weiß, wie schwach man sich fühlt, wenn die Atmung eingeschränkt ist.

Viele Menschen holen nur dann tief Luft, wenn sie gähnen, also zu einem Zeitpunkt, wenn sie bereits erschöpft sind. Mit dieser Reflexhandlung erzwingt der Körper einen tiefen Atemzug, um ein wenig wacher zu werden. Oft müssen wir es erst wieder erlernen, uns ganz mit Luft zu sättigen.

Atmung und Emotionen

Die Angewohnheit flach zu atmen, ist häufig ein Abwehrmechanismus gegen das Erleben bestimmter Gefühle. Atmen heißt Fühlen. Eine verminderte Atmung bedeutet Gefühle zu vermeiden bzw. nicht zu spüren. Wenn wir dauerhaft unsere Atmung einschränken, beginnen die Muskeln und das Zwerchfell, der Hauptatemmuskel, sich zu verhärten und zusammenzuziehen und so ein unbewegliches Korsett voller Spannungen um die Lungen zu legen. Diese chronische Muskelverspannung bewirkt nicht

nur eine fortschreitende Verringerung der Atemkapazität, sondern fördert außerdem einen Zustand latenter Beklemmung, der dieses flache Atemmuster begleitet.

Atmung ist untrennbar mit unserem seelischen Befinden verbunden, sie wird von all unseren Gedanken und Gefühlen beeinflusst. Das Wort »Psyche« bedeutet sowohl Seele als auch Atem und Hauch. Jede Gefühlsregung verändert unseren Atem – seinen Rhythmus, seine Tiefe und seine Frequenz. Ärger und Frustration bewirken häufig kurze, schnelle Atemzüge. Angst hat die Tendenz, den Atemfluss anzuhalten, und Trauer flacht den Atem ab und vermindert die Atmung in die Lungenspitzen. Bei Anspannung und Stress ist die Atmung meist flach und stockend. Wenn wir nervös sind oder uns unbehaglich fühlen, wird der Atem flach und hastig. Genuss und Erleichterung führen zu einem langsamen Ausatmen.

Umgekehrt können wir durch achtsame Atemübungen auf unseren seelischen Zustand einwirken. Indem wir den Atem für eine Weile bewusst beobachten, wie er aus- und einströmt, können wir unsere Emotionen besänftigen, mehr Harmonie in unser Leben bringen und auf allen Ebenen Entspannung und Kraft finden.

Wir sollten beim Atmen jedoch nichts forcieren. Zu Beginn reicht es schon, unsere Aufmerksamkeit auf den natürlichen Strom des Atems zu richten, ihn einfach nur wahrzunehmen, ohne etwas zu verändern. Indem wir sozusagen »auf Empfang schalten«, gelangen wir zurück in den gegenwärtigen Moment, und das stimmt uns ruhig und friedlich. Es gibt jedoch auch therapeutische Methoden wie die Middendorfsche Atemarbeit oder das Rebirthing, bei denen durch eine intensive Atmung Gedanken und Gefühle, die im Unterbewusstsein eingesperrt sind, freigesetzt werden.

Die Heilkraft der Natur

Diese Stufe des Heilens ist eng verbunden mit einem Aufenthalt in der Natur, denn nur hier können wir unsere Lungen ausreichend durchlüften. Indem wir uns viel im Freien aufhalten und frische Luft schöpfen, kommt es zu einer vermehrten Anreicherung des Blutes mit dem Lebenselixier Sauerstoff, was eine sofortige erhöhte Vitalität zur Folge hat. Die Fenster öffnen, das Haus lüften oder hinausgehen wirkt immer erfrischend und lässt uns mit einem zufriedenen Seufzer aufatmen. Das ist besonders notwendig für Menschen, die in Großstädten wohnen. Für sie sind Ausflüge in den Wald, an Seen, in die Berge und ans Meer essenziell. Der Aufenthalt in einem Wald mit altem Baumbestand, das bewusste Eintauchen in diese Atmosphäre, »Waldbaden« genannt, ist im Moment besonders aktuell und wird in vielen Büchern beschrieben und in Seminaren praktiziert.

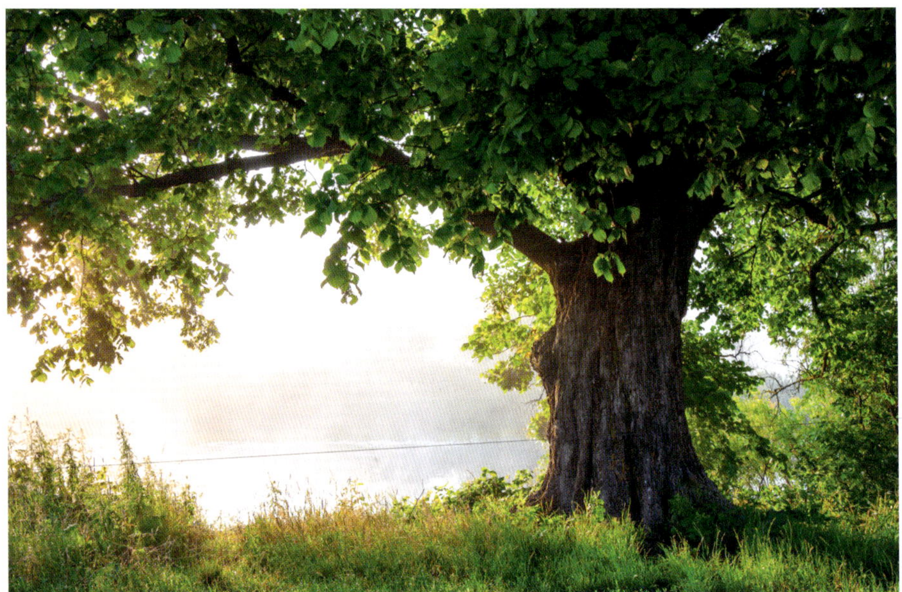

Vielleicht entwickeln wir ein Gespür für Orte mit einer besonderen Energie. Tiere haben einen Instinkt für solche Kraftplätze. An so einem Fleck innehalten und einen bewussten tiefen Atemzug nehmen, lässt uns unsere tiefe Verbundenheit mit der Natur, mit dem Leben selbst erfahren.

Atmung, Heilung und Meditation

Luftholen geschieht meist automatisch, als ein Reflex jenseits des Bewusstseins. Wir können es jedoch auch bewusst lenken. Durch bewusstes Atmen stellen wir eine Brücke zwischen unserem Körper und unserem Geist her. Dann schöpfen wir aus dem vollen Potenzial der Gegenwart, denn Atmen geschieht nur in diesem Augenblick. Das Beobachten des Atems, wie er ein- und ausströmt, kann uns in einen meditativen Bewusstseinszustand führen, in dem wir ganz entspannt und gleichzeitig präsent sind. In dieser Magie des Moments wenden wir uns dem zu, was gerade geschieht, und verweilen im unendlichen Raum des Hier und Jetzt.

Wir können unsere Atmung willentlich lenken und in jeden Teil unseres Körpers schicken, der Heilung braucht. Auf diese Weise werden Atmung und Heilungswille vereint. Unser Atem kann uns die Kostbarkeit eines jeden Augenblicks bewusst machen. Ein Raum tut sich auf, der uns erfahren lässt, dass wir mit allem verbunden und Teil des »Großen Ganzen« sind. Das »Himmlische Qi« öffnet in uns die Weite des inneren Himmels.

FRAGEN ZUR SECHSTEN STUFE DES HEILENS

- Nimm für einen Moment deine Atmung wahr: Fließt er ruhig und gleichmäßig?
- Fällt dir das Ein- und Ausatmen leicht?
- Heben sich deine Brust und dein Bauch?
- Oder stockt dein Atem, so dass du nicht frei durchatmen kannst?
- Hältst du manchmal den Atem an?
- Vielleicht stecken Traurigkeit, Melancholie oder ein anderes Gefühl dahinter?
- Nimm einfach nur wahr, verändere nichts.

ERFORSCHUNG

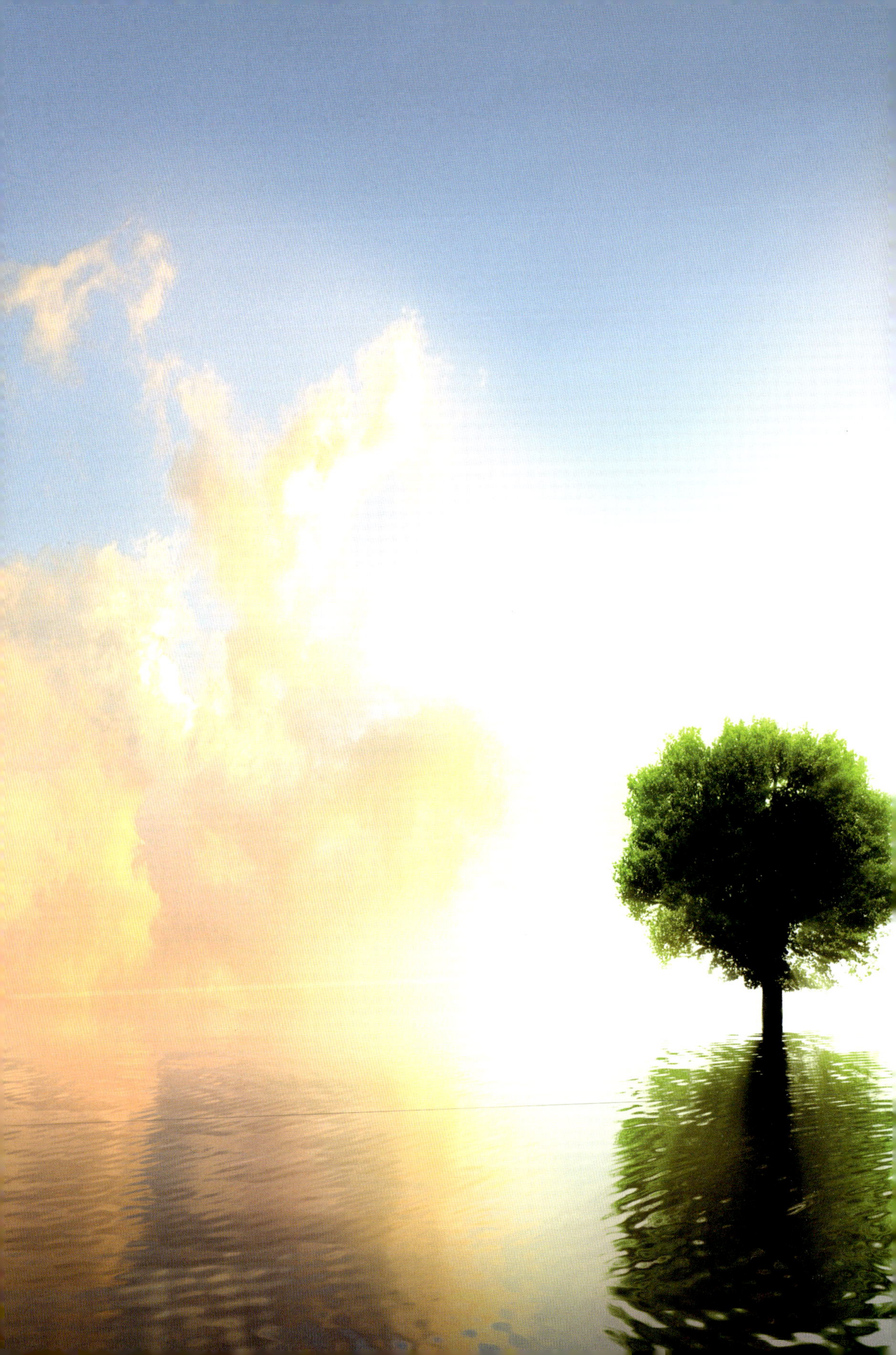

Die Siebte Stufe des Heilens

Meditation

Die beiden Worte Medizin und Meditation haben den gleichen Ursprung. Beides sind heilende Kräfte. In der Medizin geht es um die körperliche Heilung. Meditation ist ein Weg zu einer spirituellen Heilung, bei der wir erkennen, dass wir bereits heil, das heißt ganz sind.

In der Meditation richten wir unsere Wahrnehmung nach innen. Wir haben alle schon Meditation erfahren in Momenten, in denen unser Geist zur Ruhe gekommen ist und wir Frieden erlebt haben. Doch vielleicht haben wir vergessen, wie wir zu diesem wunderbaren Zustand zurückfinden können. Es gibt viele Missverständnisse in Bezug auf Meditation. Meditieren bedeutet nicht, irgendwelche inneren oder äußeren Rituale zu absolvieren. Meditationstechniken* sind hilfreich, aber nicht das Wesentliche. Meditation erfordert auch nicht die Zugehörigkeit zu irgendeinem Glauben oder einer bestimmten Religion. Es geht eher um Religion im ursprünglichen Sinne, stammend von dem lateinischen Begriff »religio«, was bedeutet, sich zurückzuerinnern: an unsere Wurzeln, unsere Echtheit, unsere wahre Natur. So können wir erkennen, dass wir das göttliche Licht, das wir im außen suchen, bereits sind.

»Alles Weh ist Heimweh«**

Jedem Menschen scheint die große Sehnsucht innezuwohnen, seine wahre Natur zu erkennen. Dieses »Heimweh« ist der Wunsch, sein Potenzial zu entfalten und zum Erblühen zu bringen. Doch nicht nur die Sehnsucht, sondern auch die Furcht davor ist groß, so dass wir unsere Entwicklung oft selbst behindern. Die Widerstände gegen unser eigenes Wachstum spiegeln sich in unserem Körper wider. Oft entstehen Symptome und Krankheiten, wenn wir von unserem Pfad abweichen, als wollten sie uns auf den richtigen Weg zurückrufen und nach Hause führen.

Diese Stufe der Heilung führt nicht unbedingt zu Wohlbefinden, einem verlängerten Leben oder körperlicher Kraft, so wie es die westliche Medizin als Anzeichen einer erfolgreichen Heilung ansieht. Meditation löst jedoch Selbstmitleid und Selbsttäuschung auf und hilft uns zu erkennen,

* In unseren Büchern »Das Wunder der Wandlung« und »Die sieben Strahlen des Lichts« haben wir verschiedene Meditationstechniken beschrieben.

** Dianne Connelly, Alles Weh ist Heimweh, Heidelberg 1992.

wo wir unserem wahren Wesen nicht treu sind.

Auch wenn Meditation viel mehr bedeutet, als das körperliche und geistige Wohlbefinden zu unterstützen – es ist ein Weg zu einem erwachenden Bewusstsein – möchten wir hier einige positive Auswirkungen einer regelmäßigen Meditationspraxis aufführen. Inzwischen gibt es dazu viele wissenschaftliche Untersuchungen, die dies bestätigen.

EINE REGELMÄSSIGE MEDITATIONSPRAXIS

- fördert die Bewältigung von Stress, unterstützt seinen Abbau
- ermöglicht einen Zustand der Ruhe und Erholung
- lädt ein zum Nicht-Tun und führt in die Stille
- beruhigt den Fluss der Gedanken und klärt den Geist
- erleichtert die muskuläre Entspannung
- vertieft den Schlaf
- verstärkt die Frequenz der Alphawellen im Gehirn, die im entspannten Zustand schwingen
- lässt uns unsere Mitte finden und schenkt inneren Frieden
- lässt uns bewusster leben und fördert eine mühelose Achtsamkeit
- verlangsamt den Herzschlag, verstärkt aber die Blutzirkulation
- schenkt Gelassenheit und gleichzeitig Kraft und Lebendigkeit
- fördert unsere emotionale Stabilität und Anpassungsfähigkeit
- verbessert die Kommunikation zwischen innerer und äußerer Welt
- schenkt uns Klarheit und Einsicht
- vermittelt uns eine positive Geisteshaltung, befreit von alten angestaubten Gedanken
- lässt uns Freundschaft schließen mit Veränderungen
- gibt uns das Vertrauen und die Zuversicht, dass wir alles, was wir für unsere Lebensreise benötigen, in uns tragen
- lässt uns der Wirklichkeit mit Offenheit und Akzeptanz begegnen
- bringt uns mit der uns innewohnenden Freude und Weisheit in Verbindung
- lindert die Angst, krank zu sein oder zu werden und zu sterben

Die drei Säulen der Meditation

Meditation ist nicht zu erzwingen. Du kannst sie weder fleißig üben noch willentlich herbeizitieren. Hier geht es um eine Öffnung – also darum, dich in einen heiligen Raum hinein zu entspannen und abzuwarten, ob sich seine verborgene Schönheit preisgibt. Alles Drängeln hält den Gast fern. Und sobald du die Gnade festhalten willst, entzieht sie sich wieder. Was hilft sind Stille, Staunen und Freude.

Osho

Meditation ermöglicht die lebendige Erfahrung von Stille und Präsenz. Osho lehrte uns, dass die Basis jeder Meditationstechnik folgende drei Grundelemente sind: Entspannung, Bewusstheit und Akzeptanz.

Entspannung

Meditation ist die beste und nachhaltigste Methode, um den Geist zu beruhigen, den unermüdlichen Strom unserer Gedanken, Hoffnungen und inneren Dialoge. In der Meditation können wir die Erfahrung machen, wach und präsent und gleichzeitig entspannt zu sein. In diesen besonderen Momenten hat unser Körper die Möglichkeit, sich wirklich zu erholen.

Bei dem ständig gegenwärtigen individuellen und gesellschaftlichen Druck fällt es heute vielen Menschen schwer, Ruhe und Entspannung zu finden. Durch die massive Reizüberflutung nimmt die mentale Aktivität immer mehr zu und unser Geist wird überschwemmt von Impulsen. Die dadurch entstehende Gedankenflut, oft fragmentiert, konfus und sich ständig wiederholend, lässt sich leider nicht abstellen wie ein Radio. Wenn dieser Zustand chronisch wird, kann das zu Unruhe, Nervosität, Schlafstörungen oder zu depressiver Verstimmung führen.

Daraus erwächst der Wunsch nach Muße und Gelassenheit, nach Inseln der Ruhe. Meditation kann uns helfen, den Stress zu reduzieren, Spannungen loszulassen und Geistesfrieden zu finden. Dafür sind besonders die aktiven Meditationstechniken geeignet, die unser spiritueller Meister Osho für den gestressten modernen Menschen entwickelt hat. Diese Bewegungsmeditationen wie beispielsweise die Dynamische oder die Kundalini-Meditation erlauben dem Meditierenden die unruhige Energie auszuagieren und sich von festgehaltenem Ballast des Alltags zu befreien. Dann öffnet sich leichter der Zugang zu stiller Achtsamkeit und entspanntem Sein.

Bewusstheit

Meditation lehrt uns das Gewahrsein des gegenwärtigen Moments, die Öffnung für das, was wir im Hier und Jetzt mit unseren äußeren und inneren Sinnen wahrnehmen können.

Wahrnehmen, was ist

In der Meditation geht es nicht darum, gegen unsere Gedanken anzukämpfen, auch wenn sie manchmal von einem Impuls zum anderen hin und her springen wie ein verrückter Affe von Baum zu Baum. Sie lehrt uns, ein stiller Beobachter zu sein, der achtsam mit wachen Sinnen das ganze Geschehen betrachtet.

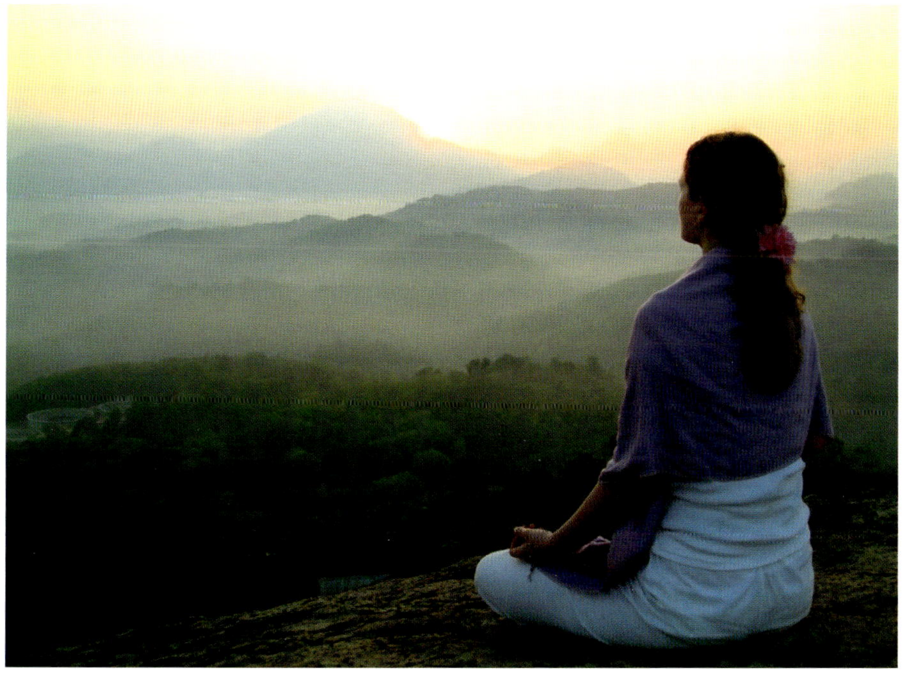

In der Meditation nehmen wir alles, was im Körper, den Gedanken und Gefühlen geschieht, aufmerksam wahr, verlieren uns aber nicht darin. Wir haben dazu einen inneren Abstand, als würden wir auf einem Berg sitzend die Ereignisse unten im Tal anschauen.

Indem wir gewissermaßen zu einem Raum werden, in dem sich alles ereignet, kann das tiefe Verständnis in uns reifen: Ich *bin* nicht mein Körper, sondern ich *habe* einen Körper. Ich *bin* nicht meine Gefühle, sondern Gefühle ereignen sich in mir. Das hilft uns, auch unsere Leiden mit einer gewissen Distanz zu betrachten. Dadurch verringert sich unsere Identifikation mit der Krankheit. Wir erkennen: »Ich habe ein Symptom«, und nicht: »Das Symptom hat mich«. Das ist ein gewaltiger Schritt für viele »Kranke«, die ganz und gar mit ihren Beschwerden identifiziert und unmittelbar an sie gebunden sind. Manchmal scheint es, als wollten sie ihre Krankheit gar nicht wieder loswerden, als wäre sie zu ihrem Lebensinhalt geworden. Ihr Blick ist nur darauf gerichtet, was mit ihnen nicht stimmt, und nicht darauf, was heil und gesund ist.

Meditation kann uns zu der Erkenntnis führen, dass der Teil in uns, der alles achtsam wahrnimmt, von Krankheit und Leiden unberührt ist. Sie ist ein Weg in immer tiefere Schichten unseres Seins, bis hin zu unserem Wesenskern, der heil und ganz und unsterblich ist. Meditation kann uns helfen, uns wieder mit dieser Quelle zu verbinden.

Wahrnehmen der inneren Stimme

Viele Menschen gehen zum Arzt, als würden sie ihr Auto in die Werkstatt bringen. Etwas ist kaputt und muss repariert werden. Die Vorstellung, dass ihnen ihr Körper durch die Krankheit bedeutungsvolle Signale geben könnte, ist ihnen völlig fremd. Doch statt Symptome immer wieder mit Tabletten oder Spritzen zu unterdrücken, ist es wertvoller, sie bisweilen auszuhalten und auf die Botschaft zu lauschen: Unser Körper möchte uns durch die wiederkehrenden Beschwerden auf etwas aufmerksam machen. Wenn wir nicht darauf hören und uns weigern, uns mit uns selbst zu beschäftigen, wird er hartnäckig die Warnsignale aufrechterhalten, bis wir seine Botschaft verstehen.

Jede Krankheit gibt uns wichtige Hinweise. Damit wird natürlich nicht das Auftreten von Bakterien, Viren oder auch Unfällen geleugnet. Jedoch ändert diese Haltung den Symptomen gegenüber unseren Blickwinkel. Wir erkennen, dass sowohl der Prozess des Krankwerdens als auch der Weg der Heilung uns etwas über uns lehren kann. Auch wenn uns der Schmerz nicht gefällt und sehr unangenehm ist, kann er zu einer Suche führen, einer Expedition zu uns selbst.

Ein Symptom kann als Aufforderung zur Veränderung angesehen werden. Es kann uns dazu zwingen innezuhalten, in Ruhe Bilanz zu ziehen und neue Prioritäten zu setzen. Manchmal sagt es uns, dass wir zu viel arbeiten und mehr Erholung brauchen, oder dass wir unsere gegenwärtige Tätigkeit infrage stellen sollten. Oder es hilft uns, Verhaltensweisen aufzu-

»MIT DEM KÖRPER SPRECHEN«*

»Mit dem Körper sprechen« ist die letzte Meditationstechnik, die Osho, der große Mystiker des 20. Jahrhunderts, entwickelt hat. Hier lehrt er uns, unserem Körper, diesem unglaublichen Wunderwerk der Natur, zu danken. Er nennt ihn unseren Freund, und wie einen echten Freund sollten wir ihn freundlich und liebevoll behandeln. Unser Körper hält großzügige Gaben für uns bereit: er schenkt uns die Erfahrung unserer Sinne – Hören, Sehen, Riechen, Schmecken, Fühlen. Er gibt uns die Möglichkeit uns zu bewegen, uns auszudrücken und Sexualität zu erfahren. Wenn wir seine Geschenke annehmen, können wir Lebendigkeit und Freude erleben.

In dieser Meditation sprechen wir mit unserem Körper. Wir fragen ihn, ob es etwas gibt, das wir für ihn tun können, und hören ihm aufmerksam zu. Vielleicht hat er eine berechtigte Beschwerde. Vielleicht gibt es Körperbereiche, die »schmollen« oder einen Widerstand haben. Indem wir unsere Aufmerksamkeit nach innen richten und lauschen, was er uns zu sagen hat, werden wir seine wahren Bedürfnisse erfahren. Oft hat er einfache, aber sehr genaue Vorschläge, mit denen unser Gleichgewicht wiederhergestellt werden kann, beispielsweise eine Ernährungsumstellung oder die Lösung eines Konflikts.

* Osho, Body Mind Balancing. Ein Entspannungsprogramm bei Stress, Schlafstörungen, Kopfschmerzen, Verdauungsbeschwerden u.a. Mit CD, Leipzig, Frankfurt a.M. 2019.

zeigen, die ungünstig oder gar schädlich sind. Vielleicht zwingt es uns, um Hilfe zu bitten und uns zu öffnen für Zuwendung und Liebe.

Wenn wir unserem Körper Aufmerksamkeit schenken und empfänglich werden für seine Signale, kommen wir direkt mit der uns innewohnenden Weisheit, einem intuitiven Wissen, in Kontakt. Wir erkennen, dass in uns eine Führung wohnt, eine innere Stimme, der wir vertrauen können. In Übereinstimmung mit ihr lernen wir, für uns zu sorgen, und finden unseren Weg zur Gesundheit. Die Grundvoraussetzung dafür ist eine tiefe Entspannung und ein Loslassen von fremden Meinungen und Ratschlägen. Wir hören auf uns selbst, anstatt uns an äußeren Autoritäten zu orientieren. Jeder ist sein eigener, wichtigster Arzt.

Gesundheit ist mehr als die Abwesenheit von Krankheit

Auf diese Weise kann Heilung viel mehr bedeuten als eine Wiederherstellung der Gesundheit, eine Rückkehr zu dem vertrauten Leben oder einem

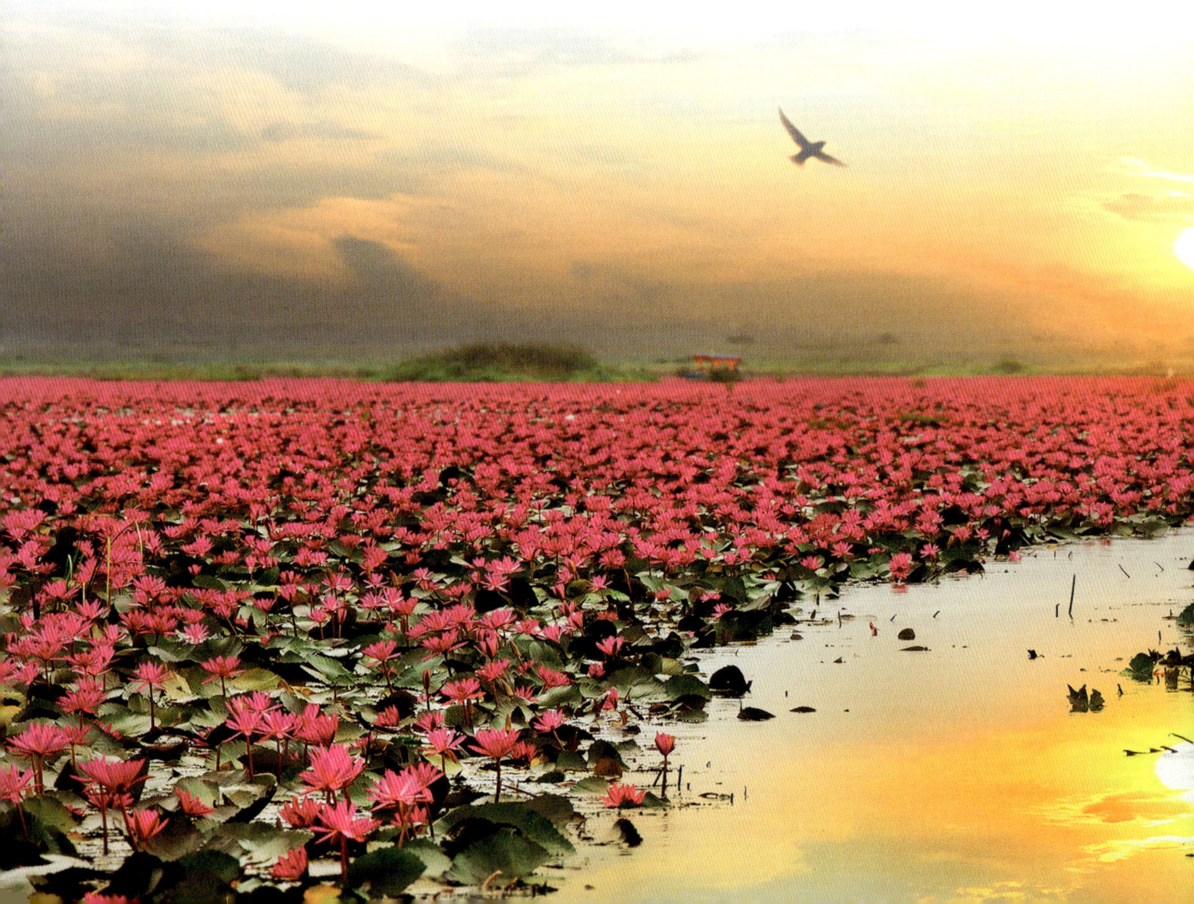

früheren Zustand. Der Heilungsprozess schenkt uns oft Einsichten und Erkenntnisse oder er macht uns auf unerfüllte Bedürfnisse aufmerksam. Die Genesung von einer schweren Krankheit bringt uns häufig stärker in Kontakt mit dem Leben. Sie lässt uns jeden Augenblick genießen, so dass uns sogar eine einfache Mahlzeit, ein Cappuccino oder ein kleiner Spaziergang wie ein Wunder erscheinen.

Der Geist regiert über den Körper

In der Meditation können wir unsere Aufmerksamkeit über unseren momentanen Horizont hinaus ausweiten und ausrichten. Der Einfluss des Geistes auf Heilung und Gesundheit ist immens. Unsere Gedanken und das, was wir uns vorstellen, bestimmt in starkem Maße unser Leben. Es erschafft unsere Wirklichkeit und das, was wir von der Existenz erhalten.

Wenn wir uns hauptsächlich mit der negativen Berichterstattung der Medien und erschreckenden Bildern von Kriegen und Katastrophen über-

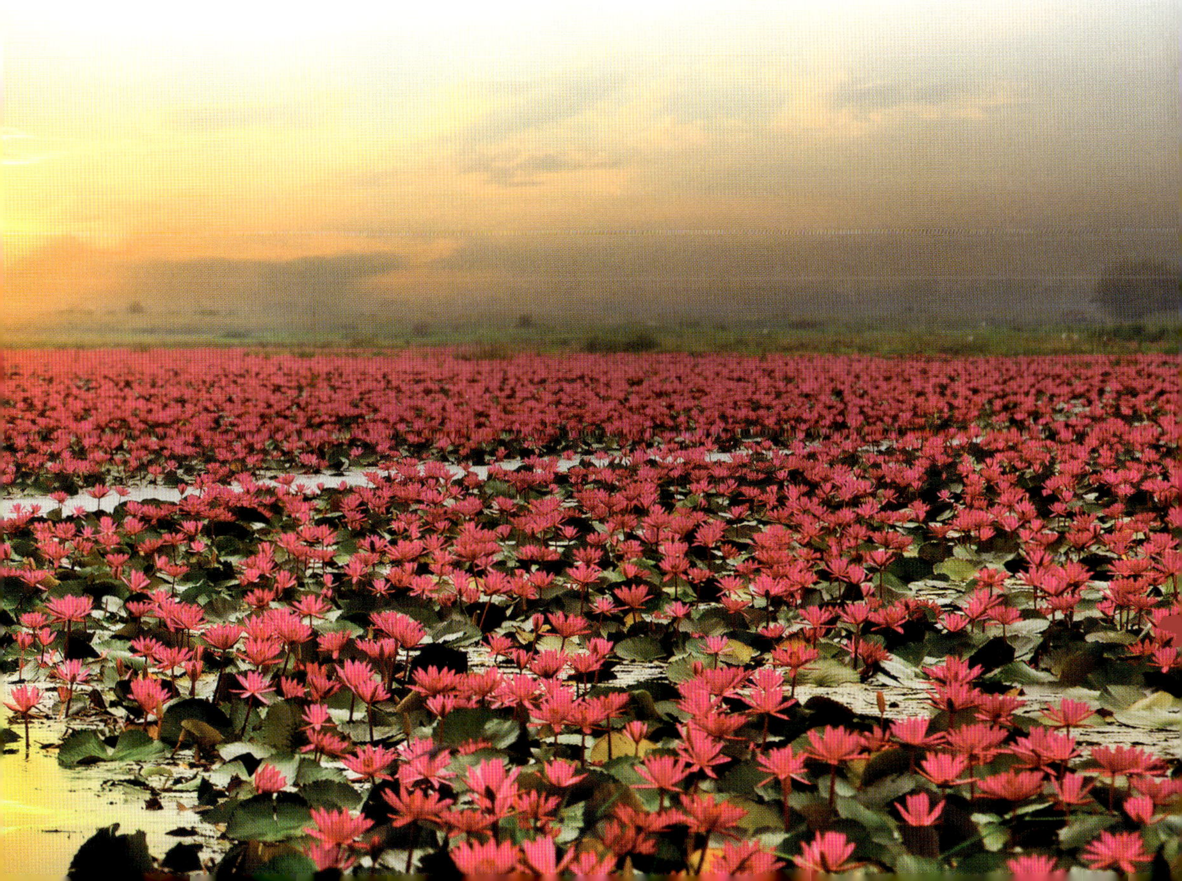

füttern, wird das zu unserer vorrangigen Erfahrung der Welt. Auf diese Weise begrenzen wir unsere Wahrnehmung und schüren unsere Ängste. Stattdessen sollten wir uns lieber ein Umfeld suchen, das uns nährt und uns auf unserem Weg unterstützt. Dr. Ruediger Dahlke nennt dies ein »Feld ansteckender Gesundheit«. Ängstliche Sorge schwächt unsere Abwehrkraft; Zuversicht und Lebensfreude stärken sie. Meditation ist ein Weg, unsere verengte Sicht auf die Welt zu überwinden und uns für ihre Schönheit zu öffnen.

Akzeptanz

In unserer Gesellschaft ist Akzeptanz keine Tugend, die gefördert wird, im Gegenteil. Schwierige Situationen oder auch Krankheiten werden als ein Problem angesehen, das wir loswerden wollen, oder als ein Feind, den wir fürchten und bekämpfen. Manchmal hadern wir mit Fragen wie: »Warum ich?« oder »Warum ist mir das passiert?« Diese ablehnende Haltung unseren Beschwerden gegenüber schwächt uns. Häufig erzeugt unser Widerstand mehr Leid und Schmerz als die Krankheit selbst. Das Annehmen von dem, was ist, ist hingegen der größte Schlüssel zur Heilung.

Das heilende »JA«

Wenn wir eine Krankheit akzeptieren, und unsere Abwehr dagegen loslassen, wird sie ihre Herrschaft über uns verlieren. Sie wird zu einem Begleiter werden oder ganz verschwinden. Anstatt uns als ihr Opfer zu fühlen, können wir sie als Phänomen auf unserem Weg betrachten. Das bedeutet nicht, sie zu verleugnen oder in Resignation zu verfallen, sondern sich immer wieder neu dem Leben gegenüber zu öffnen, sich seinem Fluss anzuvertrauen und mitzufließen. Dadurch wird eine große Kraft in uns freigesetzt.

Dieses »JA«, das Einverstandensein mit allem, was geschieht, macht uns ganz und heil. Es lässt uns der sein, der wir sind, und gleichzeitig öffnet es uns für die Entwicklungsmöglichkeiten des Lebens. Damit erlauben wir ein »Nicht-Wissen«, mit dem wir uns von inneren Vorstellungen und Konzepten lösen, wie unser Körper aussehen und funktionieren sollte. Wir lernen, mit dem zu sein, was ist, und lassen unser Ideal, das ewige Drängen nach Verbesserung und Perfektion, los.

Die Integration des Schattens

Franz von Assisi sagte einst: »Es war leicht, Gott in allem Schönen zu lieben. Tiefere Erkenntnisse erlangte ich jedoch, indem ich lernte, Gott in allem anzunehmen.« Das Leben möchte mit all seinen Erscheinungsformen umarmt werden, auch mit dem, was wir nicht mögen, dem Schmerz, der Schwäche und der Hilflosigkeit. Das ist unsere größte Herausforderung, denn es bedeutet, auch unsere Schattenseiten anzuerkennen und zu integrieren.

Immer wenn wir Teilen von uns keine Beachtung schenken oder einem Organ die Aufmerksamkeit entziehen, indem wir die zugehörigen Themen verleugnen, entsteht Krankheit. Eine erneute Zuwendung zu den ausgesperrten Bereichen, die Aussöhnung mit dem Verdrängten, ist ein zentraler Schlüssel zum Gesundwerden. Wenn wir Krankheiten annehmen, auch als Möglichkeit, etwas über uns selbst zu erfahren, und sie begrüßen – nicht unbedingt lieben –, werden sie eine wertvolle Hilfe auf dem Weg nach Hause, so als würden wir die verlorenen Teile eines Puzzles wiedereinsetzen.

Doch oft haben wir das Gegenteil gelernt. Manche Wesensanteile, die wir als negativ betrachten, die uns erschrecken oder die wir als »nicht schicklich« betrachten, verbergen wir. Dahinter steht die Angst, nicht geliebt und akzeptiert zu werden, wenn wir sie offenbaren. Alles, was wir ausschließen oder bekämpfen, macht uns unheil und fordert uns auf, das Fehlende oder nicht Gelebte zu suchen.

»Wu-Wei« – Die Kunst des Geschehenlassens

Wu-Wei, das Nicht-Tun, ist die Essenz des Tao. Das bedeutet nicht etwa, die Hände in den Schoß zu legen und gar nichts mehr zu tun, sondern keinen Widerstand zu leisten gegenüber dem Fluss des Lebens. Wenn wir vertrauensvoll dem Lauf der Dinge folgen, ihm nicht im Weg stehen oder gar der naturgemäßen Entwicklung zuwiderhandeln, kann sich unser Potenzial entfalten. Dann ruhen wir in uns selbst. Offen und voller Zuversicht leben wir in der Gewissheit, dass alles seinen Platz findet. Es ist, wie es ist. Das, was mit unserem Inneren übereinstimmt, wird sich erfüllen.

In der Natur kann man »Wu Wei«, das natürliche Geschehenlassen, an einem Wasserlauf erkennen, der sanft und anpassungsfähig jedes

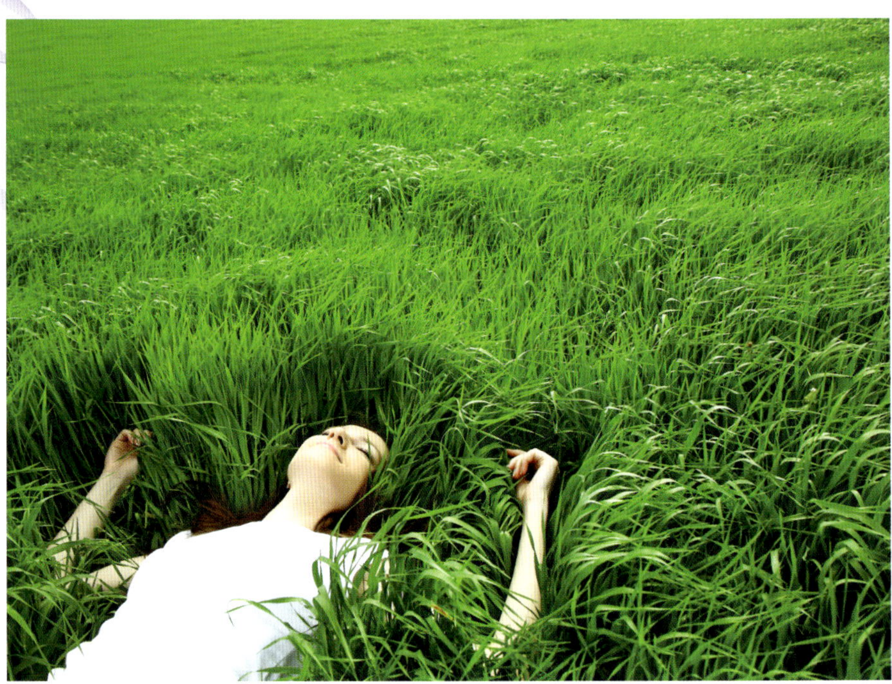

Hindernis umspült. Oft genug jedoch rudern wir eigenwillig mit aller Kraft gegen den Strom. Wir entwickeln das selbstsüchtige Verlangen, ehrgeizige Ideen unter allen Umständen zu verwirklichen. Wann immer wir unsere Willenskraft einsetzen, um Ziele zu verfolgen, die nicht mit der eigenen inneren Bestimmung im Einklang stehen, kostet das immens viel Kraft. Wer lange Zeit mühevoll gegen den Fluss des Lebens schwimmt, erschöpft sich dadurch.

Heilung im Leben und im Sterben

Stephen Levine beschreibt in seinem Buch »Wege durch den Tod«* Krankheit als eine Gelegenheit, »unsere Beziehung zum Leben und unsere Furcht vor dem Tod zu erforschen«. Krankheit und Tod zu bekämpfen ist nicht der Weg zum Ganz-Sein, denn das ist so, als wären wir mit einem Teil von uns verfeindet.

Heilung bedeutet nicht etwa ohne Symptome oder Schmerzen zu sein und »ewig« zu leben. Heilung ist nicht gegen das Sterben. Ganzsein bezieht

* Stephen Levine, Wege durch den Tod, Bielefeld 1991.

auch Krankheit und Tod mit ein und kann bedeuten, dass wir uns mit einer tödlichen Krankheit anfreunden und Frieden finden. Wer selbst den Tod offenherzig und mutig willkommen heißt, findet auch im Sterben Heilung.

»Was fehlt Ihnen denn?«

Wenn wir in dieser Stufe des Heilens Unterstützung brauchen, suchen wir uns einen Therapeuten (altgr. *therapeutés* = Diener, Pfleger) als Wegbegleiter, der uns dabei hilft, in Kontakt mit unserer inneren Stimme zu kommen, ihr zu vertrauen und uns von ihr führen zu lassen. Seine Arbeit ist die eines Mediums, durch das wir unser wahres Selbst besser erkennen und das keine Selbsttäuschung oder Illusion zulässt. Ein guter Heiler schafft ein Umfeld, in dem Heilung geschehen kann: Entspannung, Zuversicht, Inspiration und Unterstützung auf dem Weg nach Hause.

Früher fragten die Ärzte ihre Patienten: »Was fehlt Ihnen denn?« Um die Botschaft hinter einer Krankheit zu erfahren, ist das wesentlich hilfreicher als das moderne »Was haben Sie?«, denn es richtet die Aufmerksamkeit auf etwas, das jenseits von Leiden und Schmerz liegt.

ERFORSCHUNG

FRAGEN ZUR SIEBTEN STUFE DES HEILENS

- In welchen Situationen kannst du dich entspannen und Ruhe finden?
- Was hilft dir dabei, einen inneren Abstand zu finden zu deinen Symptomen und Leiden?
- Hast du schon einmal erlebt, der innere Raum für die Erfahrung zu sein?
- Wie sprichst du zu dir? Wie zu einem Freund oder mit der Stimme deines inneren Kritikers?
- Was rät dir deine innere Stimme/dein innerer Arzt auf deinem Heilungsweg?
- Was braucht dein Körper/deine Seele, um geheilt zu werden?

Freude, Liebe und Humor

*Liebe ist Therapie. In der Welt gibt es keine andere Therapie als Liebe.
Es ist immer Liebe, die heilt, denn Liebe macht dich ganz.*
Osho

Das taoistische Modell der Sieben Stufen des Heilens möchten wir durch ganz entscheidende »Heilmittel« ergänzen: Freude, Liebe und Humor. Sie sind der rote Faden, der alle Heilmethoden durchzieht, und wichtige Stimulanzien für unser Immunsystem.

Der Funke, der alles verändert

Alles, was uns Freude bereitet, hat einen therapeutischen Effekt. Wenn wir Freude zu unserem Kompass machen, tun wir die Dinge, die uns wahrhaft guttun und Erfüllung in unser Leben bringen. Damit ist kein oberflächlicher Spaß gemeint.

Freude hat eine große Transformationskraft. Eine einfache Mahlzeit, mit Freude zubereitet und verspeist, wird zu einem Festmahl. Ganz besonders für Menschen, die ihr Leben als Stress und Belastung empfinden, ist es wichtig, die Aufmerksamkeit auf die Freuden des Daseins zu richten. Das geschieht, indem wir uns den kleinen Dingen des Lebens zuwenden und erkennen, wie viele kostbare Geschenke jeder Augenblick für uns bereithält. So wird Freude zu einem Funken, der alles verändert.

»All you need is love«

Auch Liebe ist für alle Stufen des Heilens förderlich. Keine Heilmethode kann wirklich helfen, wenn sie nicht mit Liebe angewandt wird. Das gilt auch für die Allopathie: Wenn sich ein Arzt Zeit für seinen Patienten nimmt, ihm mit liebevoller Anteilnahme zuhört und ihm Empathie entgegenbringt, wird das von ihm verschriebene Medikament deutlich besser wirken, als wenn er nur mit Desinteresse zuhört und gleich zu seinem Rezeptblock greift. Die Fähigkeit, Liebe zu empfangen und auszudrücken, ist das Wichtigste im menschlichen Dasein. Ein Mangel an Liebe verursacht viele körperliche und emotionale Beschwerden. Wir haben gelernt, uns ständig selbst zu kritisieren und zu verurteilen. Aber solange wir uns ablehnen, werden wir uns in irgendeiner Weise sabotieren. Ein wesentlicher Schritt zur Heilung ist daher einen Weg zu finden, freundlich, gütig und geduldig mit uns zu sein, so dass wir das Gefühl verlieren, dass wir anders sein sollten, als wir sind.

Lachen ist gesund

Wir kennen alle das befreiende Gefühl, das ein »Lachanfall« in uns bewirken kann. Lachen löst nicht nur innere Anspannung und Stress, sondern kann tatsächlich Schmerzen und Beschwerden lindern und den Heilungsprozess anstoßen. Es verbessert die Lungenfunktion, gibt dem Gehirn eine Sauerstoffdusche und massiert die inneren Organe. Heiterkeit führt dazu, dass Endorphine (Glückshormone) freigesetzt werden, während die Ausschüttung des Stresshormons Adrenalin unterdrückt wird. Das Immunsystem wird gestärkt, der Blutdruck stabilisiert und depressive Verstimmungen werden gelindert oder aufgelöst.

Das Wissen um die positiven Effekte des Lachens ist die Grundlage der Stiftung HUMOR HILFT HEILEN des Arztes und Kabarettisten Dr. Eckart von Hirschhausen, über die Clowns geschult werden, um Kranke in Kinderkliniken, Hospitälern und Altenheimen aufzuheitern, sie für eine Weile ihr Leid vergessen zu lassen und ihren Genesungsprozess zu unterstützten.

Wie verabschieden sich die Teilnehmer des Ärztekongresses?
Augenarzt: Man sieht sich ...!
Ohrenarzt: Lasst mal wieder was von euch hören!
Urologe: Leute! Ich verpiss mich!
Tierarzt: Ich mach die Fliege!
Kardiologe: By, pass auf dich auf!
Gynäkologe: Bis die Tage! Ich schau mal wieder rein!
Orthopäde: Hals- und Beinbruch!
Dermatologe: Haut ab!

Was du tun kannst, um krank zu werden und früh zu sterben*

- Höre nicht auf deinen Körper.
- Iss große Mengen von Fast Food, am besten in Eile.
- Atme nur, wenn unbedingt nötig. Das gleiche gilt für deinen Stuhlgang.
- Trage unbequeme Schuhe und enge Kleidung, bevorzugt Synthetik.
- Fahre Auto, so schnell du kannst, und bremse erst im letzten Moment.
- Wiederhole öfters am Tag den Slogan: Zeit ist Geld!
- Mache alles, was du nicht magst, und vermeide die Dinge, die dir wirklich am Herzen liegen. Bewerte deine Bedürfnisse als »kindisch« oder »unreif«. Verschiebe dein Vergnügen und bringe Opfer.
- Reagiere immerzu auf andere Menschen. Bleibe verletzt und beleidigt, so lange du kannst.
- Achte beständig auf die Meinungen und Ratschläge deiner Mitmenschen. Tue nichts, was ihnen nicht gefällt, sondern versuche es immer allen recht zu machen.
- Sei überkritisch, besonders dir selbst gegenüber. Finde bei allem, was du tust, etwas, was du hättest besser machen können.
- Bitte niemals andere um Hilfe. Vermeide auf jeden Fall, verletzlich und hilflos zu sein.
- Wenn du übermüdet bist, ignoriere es und mache weiter.
- Stelle dir immer wieder das Schlimmste vor, was deiner Familie oder dem Planeten passieren könnte. Quäle dich damit!
- Lese bedrückende Zeitungsmeldungen und schaue düstere Fernsehprogramme, die deinen Standpunkt bestätigen, dass es keine Hoffnung gibt und du deinem Schicksal machtlos ausgeliefert bist.
- Gehe keine lang andauernden, tiefe und enge Beziehungen und Freundschaften ein. Sabotiere sie, bevor es der andere macht.
- Gib anderen, Gott und dem Schicksal die Schuld an deinen Problemen.
- Drücke deine Gefühle nicht offen und ehrlich aus. Wenn irgend möglich, solltest du deine Gefühle auch nicht kennen.
- Halte dich fern von allem, was deinen Humor erweckt. Das Leben ist nicht zum Lachen!

---

* Inspiriert von Abhiyana R. Abrahamson, unserem wunderbaren Lehrer für Orientalische Heilkunst.

Was du tun kannst, um gesund zu werden und dein Leben zu genießen*

- Mache Dinge, die dich erfüllen, dir Freude bereiten und dein Selbstwertgefühl stärken. Betrachte dein Leben als dein eigenes Werk. Was immer du tust, liebe dich dafür, auch wenn du Fehler gemacht hast.
- Schenke dir selbst liebevolle Aufmerksamkeit und achte deine körperlichen, emotionalen und spirituellen Bedürfnisse. Nähre, unterstütze und ermutige dich selbst. Sei dir selbst dein bester Freund.
- Gib deinen Gefühlen Raum und drücke sie aus: Enttäuschung, Ärger, Traurigkeit und Groll genauso wie Freude und Lachen.
- Schenke dir täglich etwas Zeit für Meditation. Finde eine Methode, die dir gefällt und bleibe dabei. Wenn das nicht möglich ist, sitze oder lege dich einfach hin und sei bei dir.
- Nimm immer wieder einen bewussten, tiefen Atemzug.
- Gib dir täglich die Möglichkeit, um zu lachen, zu spielen und ein wenig verrückt zu sein. Warte nicht auf die Wochenenden.
- Sag NEIN, wenn du ein Nein fühlst. Sag JA, wenn du Ja sagen möchtest.
- Öffne dich für liebevolle, ehrliche Beziehungen, in denen du Nähe zulassen kannst. Lass die Wunden vergangener Beziehungen heilen.
- Wenn du Hilfe brauchst, riskiere es, andere darum zu bitten.
- Gehe jedem aus dem Weg, der dich mit Angst manipulieren möchte.
- Verstehe alles, was dir in deinem Leben widerfährt, als eine Gelegenheit zu wachsen und zu lernen. Sei für jeden Augenblick dankbar.
- Nimm dir Zeit, mit unserer Mutter Erde zu kommunizieren – der Erde, den Felsen und Wiesen, und nimm dir Zeit für unseren Vater Himmel – die Sonne, die Sterne, die Wolken und den Regen, und auch für unsere Reisegefährten – die Bäume, die Blumen, die Tiere und Menschen. Sei mitfühlend mit der ganzen Existenz. Du bist ein Teil von ihr.
- Genieße es, deinen Körper täglich zu bewegen: laufe, tanze ...
- Wenn dir die Ereignisse des Tages zu viel werden, nimm dir einen Moment frei. Gehe spazieren oder setzte dich hin und schließe die Augen. Atme tief ein und spüre die Empfindungen in deinem Körper. Fühle die Luft in deinen Lungen, den Wind auf deiner Haut und entspanne deine Schultern, bevor du zur nächsten Aktivität übergehst.
- Sei dir selbst ein Witz. Das Leben ist zum Lachen.

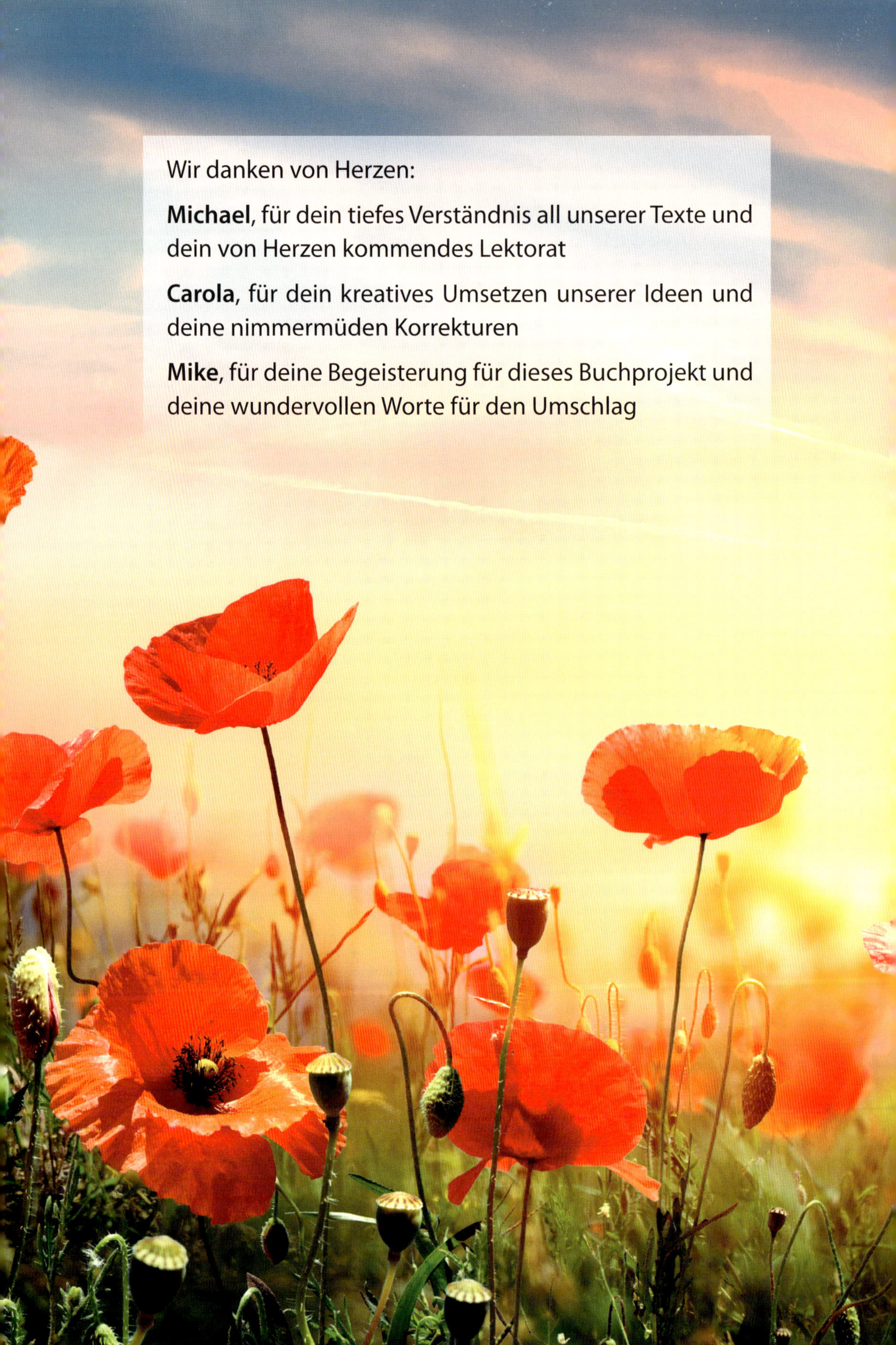

Wir danken von Herzen:

Michael, für dein tiefes Verständnis all unserer Texte und dein von Herzen kommendes Lektorat

Carola, für dein kreatives Umsetzen unserer Ideen und deine nimmermüden Korrekturen

Mike, für deine Begeisterung für dieses Buchprojekt und deine wundervollen Worte für den Umschlag

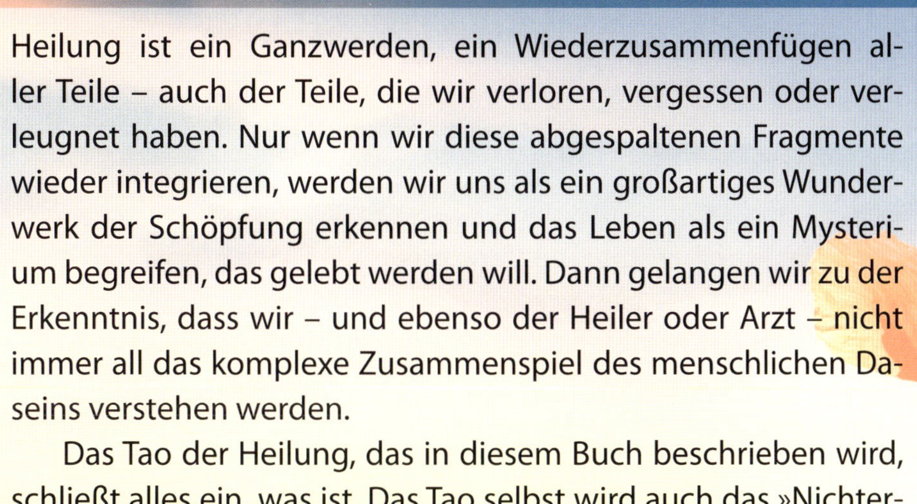

Heilung ist ein Ganzwerden, ein Wiederzusammenfügen aller Teile – auch der Teile, die wir verloren, vergessen oder verleugnet haben. Nur wenn wir diese abgespaltenen Fragmente wieder integrieren, werden wir uns als ein großartiges Wunderwerk der Schöpfung erkennen und das Leben als ein Mysterium begreifen, das gelebt werden will. Dann gelangen wir zu der Erkenntnis, dass wir – und ebenso der Heiler oder Arzt – nicht immer all das komplexe Zusammenspiel des menschlichen Daseins verstehen werden.

Das Tao der Heilung, das in diesem Buch beschrieben wird, schließt alles ein, was ist. Das Tao selbst wird auch das »Nichterklärbare« genannt. So ist in einem Heilungsvorgang stets etwas Unergründliches gegenwärtig, weil das Ganze mehr ist als die Summe seiner Teile.

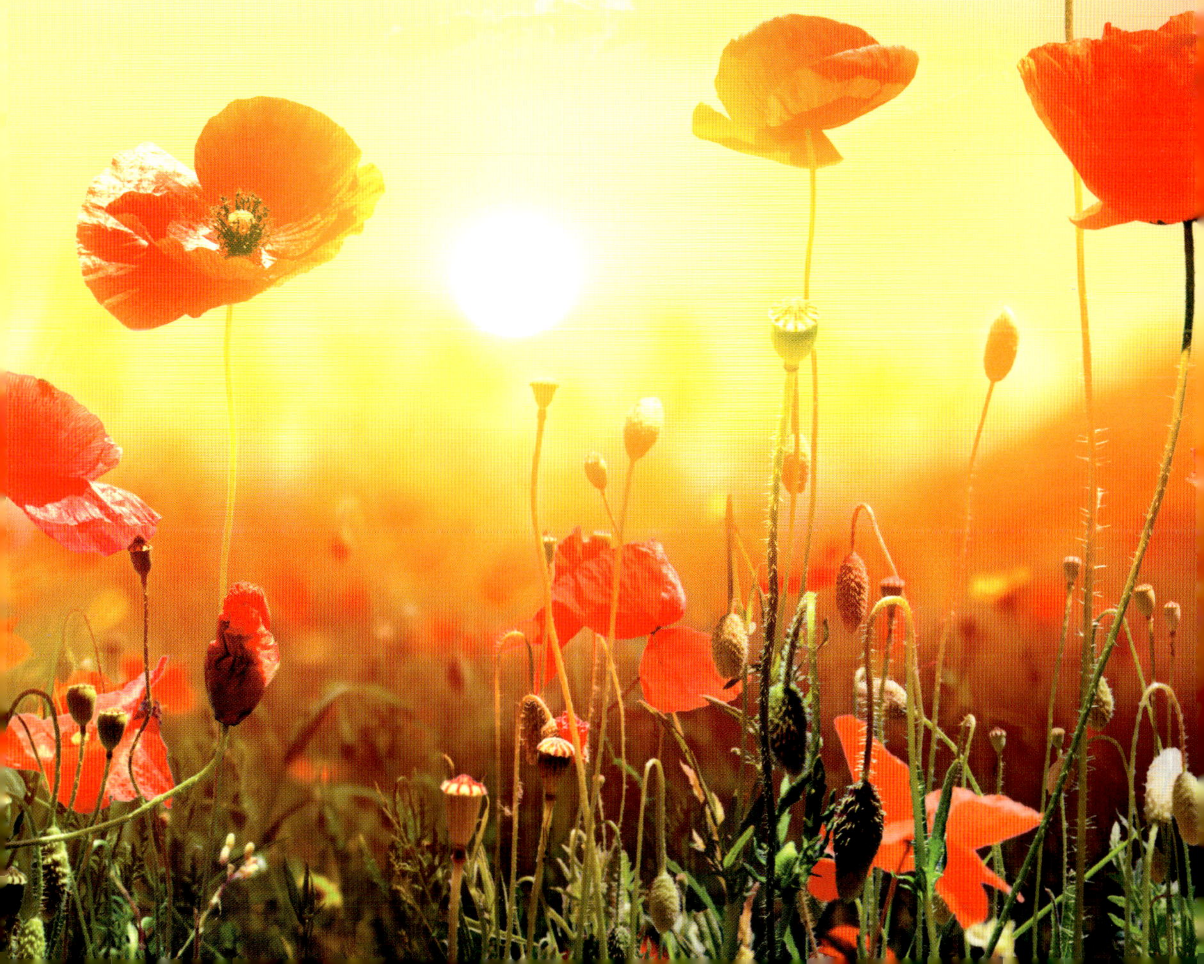

Über die Autoren

Sakina K. Sievers und Nirgun W. Loh sind Autoren zahlreicher Bücher zu den Themen der taoistischen Fünf Elemente, Shiatsu, Akupressur und Do-In, die inzwischen als Standardwerke in vielen körpertherapeutischen Fachausbildungen empfohlen werden. Leicht verständlich und anschaulich geschrieben, erfreuen sich ihre fundierten Bücher darüber hinaus immer größerer Beliebtheit bei interessierten Laien.

Gemeinsam leiten sie das ShenDo Institut und unterrichten Shiatsu und Akupressur. In ihrem wunderschönen Seminarhaus in Stellshagen nahe der Ostsee bieten sie Kurse für Gesundheit und Lebensfreude sowie Meditationsretreats an. Sie haben während ihrer langjährigen Aufenthalte in Indien östliche Heilmethoden studiert. Nirgun arbeitet seit vielen Jahren als Heilpraktiker mit Schwerpunkt Shiatsu und Chinesische Medizin.

Informationen über die Shiatsu-Ausbildung und die Seminare des ShenDo Instituts: **www.shendo-ostsee.de**

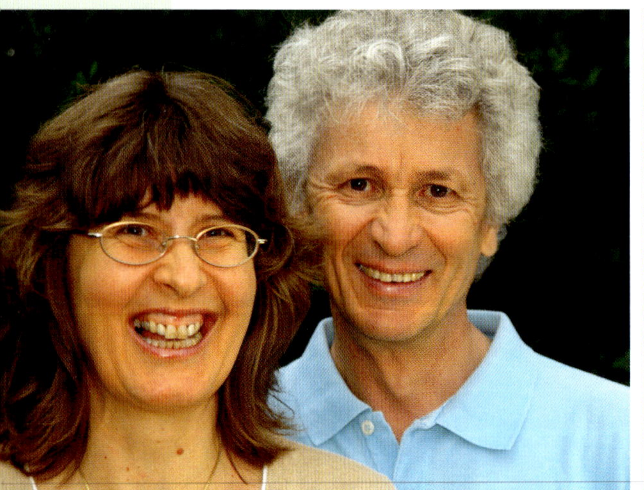

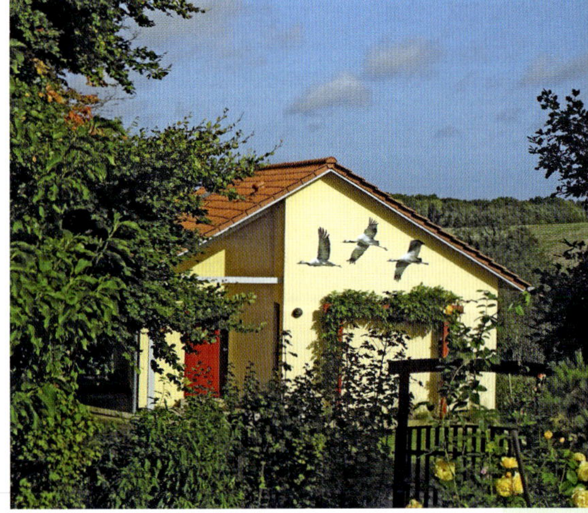